上地先生の実戦鍼灸学

経穴の使い方 鍼の刺し方

鍼灸素霊会編著

績文堂

序　文

——ひもとけば活路は開ける——

首藤　傳明

（日本伝統鍼灸学会会長・弦躋塾主宰）

『昭和鍼灸の歳月』は鍼灸業界の名著である。竹山晋一郎先生が心にかける女性患者を冬空の中、心待ちするシーンは胸を打つ。著者、沖縄県出身の上地栄先生には小野田芳斎先生を介して紹介された。熱海から東京の柳谷素霊先生の墓参、そして同宿、すっかり魅せられ、弦躋塾セミナー第一回、第二回の外来講師をお願いすることになる。豪放な刺鍼術は柳谷素霊先生を彷彿させる。

上地先生の臨床に関する著述は残念ながら無かった。この度、先生の講義を基に、鍼灸素霊会の方々が『経穴の使い方 鍼の刺し方』を出版された。弦躋塾生が受けた講義そのものが活写されている。特徴を一言で言えば、要点をずばり表現している。饒舌は無いということだ。

先生は信念を曲げないところがあった。「鍼灸老舗の人々」に対して間中賞を贈ろうとしたが、評論する身としては受けられないと固辞された。治療にもいい意味での意固地さが表出している。

> 「肩髃—重要な穴。五十肩の名穴。手の親指が内側に曲げられないとき、手を水平に上げさせて刺す。上腕のシビレ。寸六全部を刺し下す。五十肩はここ一穴で治せるような腕を身に付ける。」

なんとも豪快である。

講義録は臨床に便なるべく、小冊子に纏められている。江戸時代の『鍼灸重宝記』よろしく、毎日の臨床でいき詰まった時、ひもとけば活路は開ける貴重な書である。

偉大な先達を偲びながら推薦の言葉とする。（2003年５月）

はじめに

――この本を読む人のために――

○　この本は、最初は、自分達自身の勉強のためにと、東洋鍼灸専門学校の数年次の卒業生（鍼灸素霊会のメンバー）が、勉強会の傍ら各々のノートの抜き書きを持ち寄って始めたものでした。

なるべく上地先生の授業の雰囲気を残したいと、先生独特の口調や、言い回しを残すように心がけました。なお、先生が講義された穴のみで全穴は網羅しておりません。

○　上地先生は授業のテキストとして柳谷素霊先生纂著の『鍼灸医学全書・経穴学』（東洋鍼灸専門学校出版部）を使われました。

同書に主治症として揚げている部分は、本書の中では＜　＞を付して入れ、――のあとに先生のコメントを入れました。

○　先生は、鍼が効くか効かないかは刺し方の問題であると説かれ、よく使う重要なツボについては、その刺し方を覚えて一生の宝とするようにと教えてくださいました。

本書の中に、枠を設けて“刺し方”を比較的詳しく述べ、図を添えてあるのはそれらのツボの一部です。

なお、先生は鍼先を思う所へ的確に、自由自在に刺すためには鍼管を使わない方がよいとも教えてくださいました。私たちは原則としてそのとおり実行しています。

○　本書は本文のほかに、付編として、以下の諸編を収録させていただきました。

1．「『腹診・腹治』の提唱」……これは『経絡治療誌』117号に寄稿された文ですが、先生が臨床について執筆された唯一のものとして、転載させていただきました。

2．「五行の証候」……上地先生が鍼灸素霊会の有志に講述された“病”についての五行的な観方の筆記録です（上地先生校閲済）。東洋医学的な考え方の一助として、活用していただければと思います。

3．「上地先生のおもかげ」……本書の出版を引き受けてくださった績文堂の森山光人氏から、上地先生の人と事蹟についての参考資料を提供していただきました。異例のこととは思いましたが、氏にお願いして、標題も含めてそのままここに収載させていただきました。

4．「上地先生が残されたもの」……上地先生は鍼灸は技術面だけでないことを強調されていました。その思いを込めて、鍼灸素霊会の代表が一文を草しました。

目　次

付　編

経穴の使い方
鍼の刺し方

肺　経

LU1

【中府】（ちゅうふ）募穴

- 肺の募穴、肺の状態をみる、肺の生気をみる。
- 虚弱体質の人は中府に圧痛がある。肺がよくなく、便も軟らかい。天柱・天宗にも圧痛がある。
- 熱があったり、胸が痛むときには、触られるだけでもひどく痛がる。
- 実際は中府から侠白までは、余り使わない。使うときは斜め下からすくう。
- カガミばり。中府穴あたりから中側に向けて寸6の鍼を水平刺。岡部素道先生が、肺炎で脳症を起こしていた四世鍼師神戸源蔵氏を治療したのがこの刺し方。（『昭和鍼灸の歳月』 p.298 参照）

肺経の使い方、風邪の治療法

　風邪のひきたては肺経、進むと大腸経。僧帽筋が張ると、大腸経の原穴合谷に刺す。熱、筋ともに緩む。呼気は肺、吸気は腎。喉がゼーゼーは肺、喉の痛むは腎の証。胃脘病（みぞおち近辺は、胃の痛み）は胃をあけて呼吸を楽にさせる。

LU2

【雲門】（うんもん）

- 五十肩で、帯が結べないとき、この辺りを使う。同側の側頚部もよくなる。
- ＜胸部痙攣＞——水平刺。
- 風の門である。

鍼の刺し方（五十肩の場合）

肘を脇に付け、手は背中をかくようにさせ、胸を反らせたままの姿勢にする。烏口突起付近から関節の中心に向けて刺す。寸6全部入らなければ場所が違う。入れたら少し留める。寸6－3番。気胸に注意する。

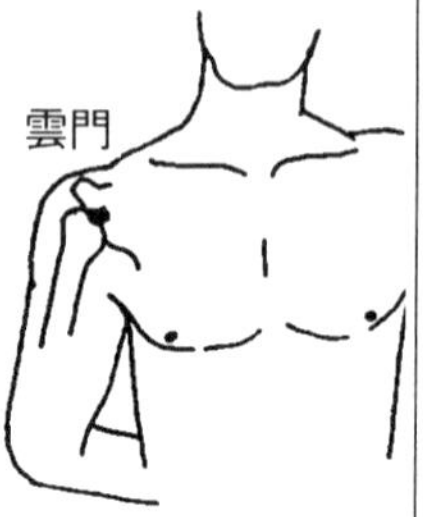

LU3

【天府】（てんぷ）

- ＜上腕のリウマチ＞
- 五十肩の反応が出やすい。
- 現場が痛いとき、その中の細いすじに平行に打つ。
- 余り使わない。

LU4

【侠白】（きょうはく）

- 五十肩の反応が出やすい。
- 余り使わない。＜心臓疾患＞は心経を使えばよい。

LU5

【尺沢】（しゃくたく）合水穴

- 合穴であるから逆気してもらすとき、顔が赤くなるほどの激しい実の咳に用いる。夜によく出る咳は虚である。
- 咳を伴う喉の痛み。熱と咳は少商。痛み、腫れは合谷。
- 精神鎮静。
- 難経七十五難（金虚木実）。神戸源蔵氏が東鍼校の卒業式で倒れたときに竹山晋一郎先生が治療に使った。行間を併用。（『昭和鍼灸の歳月』 p.300参照）

LU6

【孔最】（こうさい）郄穴

- 手三里と同じような角度で刺入する。手を肺経と大腸経を上にして取穴して真中で骨の下に刺入する。
- 急性病に効く。肺の実状態に鍼と灸。痔の痛み。痔は肺の病であり、大腸の病。百会は痔の名穴であるが、急性痛のときは孔最。
- 喀血。
- 突き指以外の母指痛の名穴で、重だるい母指痛によく効く。

LU7

【列缺】（れっけつ）絡穴

- 大腸経の偏歴につながる。
- 側頚と頭、肺経の痛み。寸３－２番を皮と筋肉の間をすくうように頚に向けて刺す。

LU8

【経渠】（けいきょ）経金穴

- 肺虚証で土（脾）に関係しない場合。例えば風邪による喘咳寒熱に使う。
- 胸部の痛み。
- 全身から汗が出るのは陽虚であるから、肺経の陽をつかさどる経渠・太淵を補う。

LU9

【太淵】（たいえん）兪土穴、原穴、脈会

- 肺虚証で土（脾）に関係する場合。例えば風邪で体重節痛、下痢、食欲がない、体がだるいようなとき。
- 風邪のとき、太淵に灸して栄養をつける。
- 食べ物の味がしない。内に熱が入ったものと考える。

LU10

【魚際】（ぎょさい）栄火穴

- 身熱をつかさどる火穴。
- 頭痛。頭のてっぺんが焼けるようなとき。
- 母指痛。刺してジーンときたら留める。
- 胸痛（胸に痛みがあるときは手を診る。魚際に圧痛があるときは肺か大腸）。
- 熱があるときの鼻奥の乾き。
- 取穴は骨際で、真ん中より手首寄り。

LU11

【少商】（しょうしょう）井木穴

- 解熱に用いる。
- 喉の痛みに少し刺絡。
- 舌が腫れ、話しづらいとき。
- 風を悪む（悪風）。木穴としての運用。
- 熱と咳。喉の痛みと咳は尺沢。

大腸経

【商陽】（しょうよう）井金穴

- ＜脳充血＞＜急性熱病＞＜歯痛＞など――のぼせの病。
- 喉の痛み。
- 高熱の場合、刺絡し一滴血を出す（井穴の刺絡は先に揉んでおくとよい）。

【二間】（じかん）栄水穴

- 熱の穴。高熱の場合の熱さまし。
- 麦粒腫。麦粒腫はのぼせ。
- 鍼を接触し留める。
- 瀉法。
- 刺絡又は鍼を当ててパッと離す。

【三間】（さんかん）兪木穴

- 二間を参照。

【合谷】（ごうこく）原穴

- 麦粒腫。
- 下歯痛。
- 首凝りで下痢ぎみは腎虚、そして合谷が張って痛い場合は、合谷に鍼してとれる。
- 面疔。灸30～50壮。曲池・手三里を併用する。
- 風邪の肩凝り。

- 蓄膿症に顖会・百会の補助穴として使う。
- のぼせ。
- 喉の痛み、腫れ。
- 熱の場合に汗を出す穴。
- 鍼も灸にも使う。
- 高血圧に灸。角孫あたりの圧痛がとれる。高血圧は風の病。
- 側頭部の頭痛。
- 血虚正気虚損にもよく効く。

鍼の刺し方

天地に突き通すように刺入する。人差し指側を押して痛い場合に効く。痛くないときは効かない。

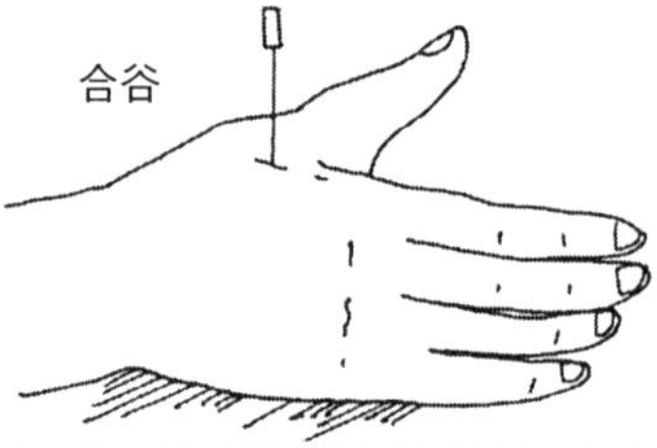

LI5

【陽谿】（ようけい）経火穴

- 現場の故障に効く。
- 腱鞘炎。
- リウマチ。
- テニス肘。親指か小指を反らせたら痛い。
- ＜半身不随＞――時機を失すると無効。むしろ予防的に。
- ＜疳虫＞――子供の下痢、吐き下し。
- 下歯痛。
- 結膜炎。
- 肩凝り。

LI6

【偏歴】（へんれき）絡穴

- 腱鞘炎。
- 示指の麻痺。
- 書痙。

LI7

【温溜】（おんる）郄穴

- ＜口内炎＞——多壮灸。
- ＜悪腫＞——炎症性のできものに効く。
- 下歯痛。
- しゃっくり。嘔吐。
- 顔面の激しい痛みのときに効く。

LI9

【上廉】（じょうれん）

- 小便不通。

LI10

【手三里】（てのさんり）

- 肘を伸ばし垂直に打つ。
- 蕁麻疹、できものに灸が効く。
- 湿疹。
- 面疔。曲池・合谷を併用する。
- アトピー。腸に問題がある人が多い。養老を併用する。
  子供は天枢に糸状で知熱灸。鍉で腹や脇をなでる。動物性蛋白と焼いたものはやめる。
- テニス肘。腱鞘炎。
- 手三里を使うと胃が緩む。

LI11
【曲池】（きょくち）合土穴

- 肘を曲げ横紋外側端に取り、刺入は肘を伸ばして天地に刺す。
- 大腸経の合穴。のぼせを下げる。風邪の場合の頭痛。
- 風邪が大腸に移って天枢辺りに圧痛が現れたとき。右側が多い。
- 蕁麻疹。
- 面疔。合谷・手三里を併用する。
- 肩凝り。
- 肺虚のときの下痢。例えば風邪。
- 上部の鍼で貧血を起こしたときの返し鍼。真下に２センチ刺し下ろす。
- 灸もいいが、鍼もよい。

LI12
【肘髎】（ちゅうりょう）

- この付近の痛みに使う。

LI14
【臂臑】（ひじゅ）

- 五十肩の反応がでやすい。
- ＜中風＞——後の麻痺。

LI15
【肩髃】（けんぐう）

- 重要な穴。
- 五十肩の名穴。五十肩は大腸経と小腸経をよく診る。臨床上は肩峰直下に取る。病が古くなったり、虚していて、肩関節に力がなくなっている場合は灸頭鍼。五十肩はここ一穴で治せるような腕を身に付ける（鍼の刺し方参照）。
- 肩関節周囲炎に効く。

- 手の親指が内側に曲げられないとき。手を水平に上げさせて刺す。
- 上腕のシビレ。寸6全部を刺し下す。
- 指のシビレ。
- 肩の筋肉痛。
- 蕁麻疹に灸。
- 歯痛。
- 半身麻痺の腕に対して毎日灸をしていると、腕の重さがなんとなしに変わって来る。

鍼の刺し方

　腕を上がるところまで上げさせ、鍼は斜めに刺す。関節の中に鍼を入れる。寸6－3番。

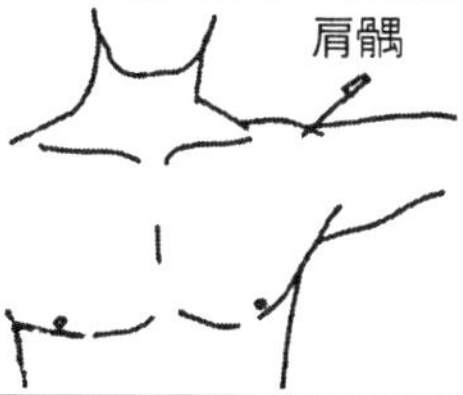

LI16

【巨骨】（ここつ）

- 五十肩。内から外斜めに太鍼。五十肩の痛み止め。
- ＜小児搐搦《しょうにちくでき》＞——一種のひきつけ。
- 上部出血が止まらないものに鍼。出血に使うこともある。

LI17

【天鼎】（てんてい）

- 上から下へ斜刺。肩、手に響く。
- ＜扁桃腺炎＞＜咽頭炎＞＜嚥下困難＞＜膊神経痛＞
- 首の凝り。
- 手先のシビレ、痛み。
- 天鼎・扶突は大腸経だが肺に属す。

LI18

【扶突】（ふとつ）

- ＜喘息＞
- 頭重。
- 側臥位が診やすい。
- 首の凝り、肩凝り。缺盆・天容・扶突は肩凝りライン。胃腸系が弱ったときにでる。

LI20.

【迎香】（げいこう）

- 鼻づまりでひどい場合に使う。実のとき瀉法。片方がどうしてもだめなとき、迎香から印堂方向に突き上げる。くしゃみとともに抜鍼。寸３－２番。
- 鼻に熱があれば鼻がつまる。
- 花粉症の鼻づまりは違う。

胃　経

【四白】（しはく）

- ＜蓄膿症＞＜顔面神経痛＞
- 目がくしゃくしゃかすむとき下から上に向ける。ただし奥の方へ刺入。
- 目の痛み、鼻の痛み。

【巨髎】（こりょう）

- 鼻と目の異常に使う。鍼を刺し上げる。
- ＜緑内障＞
- 顔面麻痺で圧痛があれば効く。鼻の方に寄った所から目尻に向けて刺す。

【地倉】（ちそう）

- 三叉神経痛には鍼、顔面神経麻痺には灸とだいたい区別して使う。麻痺に鍼を使う場合は、患側に軽い刺激（散鍼など）、健側は強刺激。
- 口角炎。

【大迎】（だいげい）

- ＜牙《が》関《かん》緊《きん》急《きゅう》＞
- 下歯痛。
- 喉痛。

St6
【頬車】（きょうしゃ）

- 下歯痛（奥歯）の名穴。百発百中、ただし刺しようによる。真後ろから前へ向けて刺す。骨そのものを刺す気持ちで響かせる。（柳谷素霊先生『秘方一本鍼伝書』p. 3 参照）
- ＜回顧不能＞

St8
【頭維】（ずい）

- 食滞、便秘による前頭痛。
- 婦人科でむかむかするものに効くことがある。
- 前から後ろへ水平刺。

St9
【人迎】（じんげい）

- ＜甲状腺炎＞＜扁桃腺炎＞――それに耳下腺炎。
- 神経性動悸亢進症。狭心症。つわり。
- 寸３－２番以下、すじを刺し下ろす。
- 上手に打たないと腫れる危険性がある。

St10
【水突】（すいとつ）

- 上から下へ刺し下ろす。
- ＜扁桃腺炎＞
- 首、肩凝り。

St13
【気戸】（きこ）

- 手足のむくみ。
- 咳嗽。
- 風邪で食べ物に味がなくなったとき。

St15

【屋翳】（おくえい）

- 疳虫。
- 小児のひきつけ。
- 乳腺炎。

St16

【膺窓】（ようそう）

- ＜腸雷鳴＞
- 胸の痛みに用いる。

St17

【乳中】（にゅうちゅう）

- 乳腺炎。押して痛む。
- 乳房腫。触って痛む。
- しこりがあって痛くないのは乳ガン。
- 母乳が出ないとき。0番、かすみ鍼。
- 乳房は胃で、乳首は肝。

St18

【乳根】（にゅうこん）

- 虚里の動、心尖拍動を左に感ずる所。服を着ていても拍動を感じられるのは末期。

St19

【不容】（ふよう）

- 胸腹部、臍腹部のこわばり。
- ＜咳嗽＞＜嚥下困難＞＜肋間神経痛＞
- ＜痃癖《げんぺき》＞――膏肓辺りの凝り、けんびきともいう。

St21

【梁門】（りょうもん）

- 妊婦は禁灸。
- ＜胃カタル＞＜胃痙攣＞
- 胃の上部に当たる。胃袋の位置を分ける境。

St25

【天枢】（てんすう）大腸経募穴

- 胃経だが大腸の募穴。重要な穴。
- 関元や中極と一緒に灸をすると、腸が丈夫になる。
- 風邪が肺から大腸に移り、圧痛が現れることもある。

St27

【大巨】（だいこ）

- 腹には灸がよい。
- 左の場合（子宮筋腫など）は鍼。しかし、他で取れるなら腹にはあまり刺さない。刺す場合は、下から内に向けて刺す。
- 腸の故障。

St28

【水道】（すいどう）

- 泌尿器と関係がある。灸の方がよい。

St29

【帰来】（きらい）

- 腎、膀胱、婦人科疾患、前立腺肥大等の異常があるときに圧痛がでる所。これは曲泉か陰谷で取る。

St30

【気衝】（きしょう）

- 肝経の異常が圧痛となって現れる場所。

St31

【髀関】（ひかん）

- 重要な穴。
- 膝痛。
- 朝起きて第一歩を踏み出せないような腰痛のときによい。2寸以上の鍼。
- 半身不随。

St32

【伏兎】（ふくと）

- 首が前に曲がらないときによい。
- ＜頭痛＞＜下肢麻痺・痙攣＞
- 膝周辺の痛み（成長痛）。

St33

【陰市】（いんし）

- 下腹部の冷えに効く。灸、灸頭鍼がよい。

St34

【梁丘】（りょうきゅう）郄穴

- 重要な穴。
- 胃の痛み（実痛、激痛）の名穴、特効穴。
- 胃痙攣（虚痛、押さえると痛みが楽になる）には地機の方がよい。
- 胃熱に梁丘に瀉法。

St35

【犢鼻】（とくび）

- 変形性膝関節炎。2寸－5番を留める。
- 膝を立ててお皿の中心方向へ向けて刺す。寸6－3番。難しい。

St36

【足三里】（あしのさんり）合土穴

- 的確に取穴しないといけない。鍼と灸を使い分ける。
- 胃の痛み、しこり、胸のつかえに一穴で勝負。『吐腹（臍から上）三里に留める』
- 合穴はのぼせ下げに使う。
- 胃が楽になると四肢が軽くなる。
- いくらでも食べられる胃拡張は、胃実で三里・兪穴に瀉法。
- 脾虚による腰痛は、肉が水肥りで骨を支える力がないためで、三里・中脘で腹を良くする。腎兪・志室の置鍼または灸頭鍼を併用する。
- 何となしに上半身に故障を起こしがちの人は、三里・膏肓の養生灸をする。
- 糖尿病の進んだもの（やせてきている、食事制限あり）に三里にわずかの灸と脾兪の灸。
- 口の回りの吹き出物に、合谷と三里に灸。
- 足がだるい。脛や、足底が痛いものには正穴より一筋外側を刺し下ろす。
- 足の甲が痛い。2寸で刺し下ろす。
- 日光にあたっての蕁麻疹。
- 脚気。足のだるさ。むくんでいるときは避ける。足のだるいのと、体がだるいのは区別する。
- 足が頼りないとき、足が疲れたとき、三里に灸。
- 消化器をよくする。後天の気を補う。

鍼の刺し方

　脛骨粗面の下角から2センチ位下のすじに沿って下から上へ

60度ぐらいの角度で縫うように打つ。隙間に打っても原っぱに刺しているようなものでだめ。響いてもしばし抜かない。主に左を用いる。下に向ける場合もある。寸3－2番、寸6－3番。

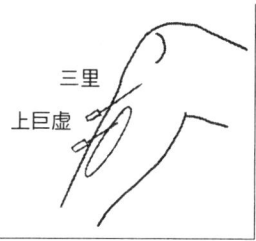

St37

【上巨虚】（じょうこきょ）

- 上巨虚、下巨虚は60度ぐらいで上に向けて、寸3半分～全部。刺し方は三里に準ずる。
- 上手に使うとほとんどの胃腸疾患に著効。
- 五十肩。条口・下巨虚も同じ。

St41

【解谿】（かいけい）経火穴

- 足関節の痛み、捻挫。
- 足の裏のシビレ、ほてり、痛み。ただし外側趾3本は丘墟を使う。
- 麦粒腫。
- 耳、喉が痛いとき。

St42

【衝陽】（しょうよう）原穴

- 直刺はだめ、斜刺。
- 胃の膨満感、ムカツキ。
- 外側に捻挫したとき。

St43

【陥谷】（かんこく）兪木穴

- 消化不良のとき、刺して留めておく。

- 下痢の名穴。灸。
- 足底痛。
- 上瞼が自然に下がってしまうとき。
- 額の痛み。

St44

【内庭】（ないてい）栄水穴

- 胃の上部に痛みがあるとき、鍼。
- 腹がゴロゴロして下痢を伴う腹痛。中脘・関元の灸を併用する。
- 顔の胃経の痛み。

脾　経

Sp 1

【隠白】（いんぱく）井木穴

- 上腹部の激しい痛みに鍼一分。
- 陰性の腹痛（胃痙攣）に鍼を当てるだけでもよい。刺絡もよい。
- 女性の下腹部痛。
- 胆石には効かない。区別は難しい。
- 心窩部で胸骨のつながりの圧痛。
- 脚の冷え。
- 刺絡の場合は、わずか一滴しぼりだす。

Sp2

【大都】（だいと）栄火穴

- 脾虚を補う。
- 心の証（動悸、胸騒ぎ、味がわからないなど）に大都・膈兪・至陽。
- ＜全身倦怠＞——本治法に使う。
- 五行によると、脾が虚しているときは、人都（栄火）を補し、商丘を瀉さなければならない。しかし、実際は使っていない（心は虚さないという理屈で）。脾が虚して、しかも心が虚している（例えば動悸がする）ときは大都を補してよい。
- 腹に力がなく、臍の辺りに動悸が強いとき大都を使う。心も虚していそうなら神門・大陵。

Sp3

【太白】（たいはく）兪土穴、原穴

- 脾虚を補う（胃腸に力をつける、足のだるさなど）。

- 足の指の痛み。痛風（左、夜中に痛む）に鍼、灸はだめ。痛風で、赤く腫れあがっているときは鍼を一切刺してはいけない。脾の病であるから食事療法。
- 太白に接触鍼で、翳風辺りの圧痛がとれる。
- 咳、寒け、熱、節々がだるいとき（肺がらみ）。

Sp4

【公孫】（こうそん）絡穴

- 短期的な便秘。下からすくうように斜めにゆっくりと刺入。１～２分刺入して留めておく。
- 天枢辺りのしこりが楽になる。
- 下腹が張るとき。

Sp5

【商丘】（しょうきゅう）経金穴

- 脾実は商丘に瀉法を行う。
- 風邪に用いることもある。
- 体がだるいとき商丘に接触鍼。
- 捻挫、くじき。

Sp6

【三陰交】（さんいんこう）

- 足首から先が冷えるとき効く。肝、腎経の症状。灸の方がよい。
- もも、膝が冷えるのは脾、腎。
- 婦人科疾患は三陰交に灸をする。５～７壮。膝を立てて取穴し、自分ですえさせるとよい。
- 妊娠５ヵ月以降は、毎日５～７壮の灸を左右にするとよい。子宮の収縮力が増し、分娩力がアップする。子供の呼吸器系と内臓が丈夫になる。

- 妊娠中の病気予防。下肢の浮腫など。
- 三陰交・合谷・肩井・風市・中瀆は堕胎の穴でもある。

妊娠10ヵ月の配当

1ヵ月は肝、2ヵ月は胆、3ヵ月は心包、4ヵ月は三焦、5ヵ月は脾、6ヵ月は胃、7ヵ月は肺、8ヵ月は大腸、9ヵ月は腎、10ヵ月は膀胱。（脈経より）

Sp7

【漏谷】（ろうこく）

- 出血。
- ノイローゼは脾経の病。肝経もよく診る。
- 糖尿病。
- 胃拡張。
- 特殊な場合として、腹に瘀血が溜まっているときに使う。

Sp8

【地機】（ちき）郄穴

- 腹痛。腹が激しく痛むが虚痛で、隠白で効かないとき。

Sp9

【陰陵泉】（いんりょうせん）合水穴

- 病が上にあって、外なる病に陽陵泉、内なる病に陰陵泉。
- 脾経でありながら肝経、腎経に効く。
- 内股、下腹部の冷え、引きつれ、突っ張り、または臍の痛みに使う。
- 胸の病に使われる。
- 脾虚で便がゆるいとき。
- 尿に関係あり。

- 合穴の性質を利用して歯茎の痛み、歯痛、浮腫、鼻水、クシャミ、涙などを止め、のぼせを引き下げる。
- 糖尿病。
- 子宮内膜炎。

Sp10

【血海】（けっかい）

- 血を止める作用と出す作用がある。
- 生理の出血が多いとか、長くつづいてるものには、血海に灸をすると止まる。筋腫や子宮癌で長く出血が止まらないものには、血海の灸が良い。痛みも瘀血もよくなる。
- 子宮筋腫で顔が黒ずんで、下腹部に痛みがあるものには血海辺りから上に向けて置鍼して置くと下腹部の硬さがとれる。瘀血にもよい。
- 目がトロンとして物忘れがひどく、臍下の下腹部が硬いのは血海の鍼がよい。
- 脾経でありながら肝経（生殖器、婦人科）に効く。
- 下部出血のとき灸をつづける。20～30壮。命門・膈兪を併用するとよい。共に血に関係する穴。
- 出血させなければいけないときは瀉法。
- 緑内障。

Sp11

【箕門】（きもん）

- この穴は深く（２寸以上）刺さないと効かない。
- 脾経でありながら肝経（生殖器、婦人科）に効く。

Sp12

【衝門】（しょうもん）

- 生殖器疾患に関係あり。
- 衝門辺りの圧痛は、大腸兪から下に向けて斜刺。

心　経

Ht 1

【極泉】（きょくせん）

- 五十肩で、他の穴で不治の場合、極泉を上に突き抜けるくらいに刺すのも一法。肩髃に向けて寸6－20番鍼を使うこともある。
- 腋臭。小灸を7壮くらい（経験では極泉辺りの全体の毛根に灸）。

Ht 2

【青霊】（せいれい）

- 下手に刺すと手がしびれることも。
- 現場治療で置鍼。
- 使うことはまずない。

Ht 3

【少海】（しょうかい）合水穴

- ＜歯痛＞＜癲狂症《てんきょうしょう》＞＜臂肘部の痙攣＞＜上肢神経痛＞＜肩胛筋痙攣＞――これらは可能性がある。他はあまり使わない。
- 合水穴で、痛みを下げる穴。
- 細い鍼で、うまく入れないといけない。

Ht 4

【霊道】（れいどう）経金穴

- 鍼は斜刺。
- 心臓に通ずる道の意。心臓関係の穴、肺の穴。
- 胸騒ぎには接触鍼。
- 心臓病に霊道・霊台・霊墟の三穴はよく使われる。

Ht5

【通里】（つうり）絡穴

- 心臓に行く道。通里とは心臓に通ずるという意味である。心経の虚実の反応が強く現れる穴である。
- ＜急性舌骨筋麻痺＞——舌は心の竅。
- 中年の女性に多い不安、動悸に寸３－２番。

Ht6

【陰郄】（いんげき）郄穴

- 心臓や呼吸に関する病。
- 胸苦しいとき。
- 胸痛。
- 動悸。
- 心の痛み、苦しみをとる。接触鍼か、鍼柄を当てるだけでもよい。

Ht7

【神門】（しんもん）兪土穴、原穴

- 膻中に圧痛のあるとき、大都・神門を補う。
- 腹に動悸があるとき、大都・神門を補う。
- 消化器系の病によい。脾の性質を帯びた穴。
- 妊娠時に脈がよく出る。

Ht8

【少府】（しょうふ）栄火穴

- 婦人科疾患で出血が多いとき。
- 掌のほてり、掌のほてりがあって不整脈のものに効く。
- 膝が氷のように冷たいものに置鍼。
- 栄火穴の性質から胃痙攣等の胃症状に用いることがある。押さえると楽になる。

HT9

【少衝】（しょうしょう）井木穴

- 胸苦しいとき、鍼を当てるだけでよい。井穴だから郄穴と同様に、激しい症状のときに効く。
- 狭心症の発作時。その後、心兪・天宗・膻中に灸。
- 充血、風邪の高熱、のぼせに刺絡、一滴でスッキリする。

小腸経

【少沢】（しょうたく）井金穴

- 狭心症の発作時。
- 胸の痛み。
- 頭痛。例えばのぼせの頭痛で後頭部が重いときや日射病の頭痛に、刺絡が効果がある。
- のぼせからくる、目の充血。
- 水を欲しない口の乾き、小腸にわだかまりがある。
  乾きは水を欲しがらない。渇は水を欲しがる。
- ＜扁桃腺炎＞——のぼせの一種。肺の症状、頚、項の凝り。
- ＜口熱、口乾＞——口が苦く、熱っぽい。心の証。肝の証もある。

【前谷】（ぜんこく）栄水穴

- ＜癲狂＞——胃経の関係。火の証。
- ＜鼻孔閉塞＞——頭熱の作用。
- ＜頬部炎症＞——ほっぺたが紅くなること。心または肝の証。
- ＜間歇熱＞——陽明の熱か心臓の熱。鍉柄を当てる。
- 熱は心。心火の作用。
- 頚肩腕症候群。中手指節関節の中に取る。

【後谿】（ごけい）兪木穴

- 耳の病。耳聾は難治。のぼせの耳鳴りには効く。
- 申脈と組み合わせて使う。
- 鼻血。のぼせからくる鼻血のときに使う。女性の鼻血は、出るだけ出してよい。

- 小指の動かないリウマチ。
- 肘の痛みは腕関節の故障が多い。手の指を背屈させて調べ、手首の筋に鍼をする。肘には竹の輪灸か知熱灸。

【腕骨】（わんこつ）原穴

- 不眠症。
- 企図振せん。
- ＜書痙＞――偏歴の方が効く。
- 耳の後ろが変なとき。
- 腕関節の痛みによく使う。少し深めに。

【陽谷】（ようこく）経火穴

- のぼせを下げる。合谷と似た治効がある。
- 灸より鍼の方がよく効く。

【養老】（ようろう）郄穴

- 手を屈曲させ、尺骨茎状突起の中央のわずかなくぼみに、鍼を当て１ミリ位 切皮。
- 皮膚病。灸がよく効く。肩髃・手三里と併用。
- ＜脳充血＞――脳溢血の恐れがあるとき、養老に打ち込んで、頚椎７番辺りから刺絡。
- 眼疾。結膜炎。
- リウマチ。
- 手の小指が動かないものには灸か鍼。
- 現場に激しい痛みのあるとき。

【支正】（しせい）絡穴

- ＜上肢神経痛及び麻痺＞——重いものは持てるが、軽いものは落とす。薬指と母指で紙を挟むのがつらい。
- 痙攣性疼痛の回顧困難。
- 上から下へ向かって斜刺、薬指にひびく。しびれることがある。

【小海】（しょうかい）合土穴

- 熱はなく胸が重苦しく、もやもやしている。胸内煩熱。
- 周囲の痛みに、標治法的に使うことはある。
- 手ぬぐいを絞るときだけ痛む。

【肩貞】（けんてい）

- ＜上肢関節炎＞
- 五十肩に使う穴の一つ。深刺しが必要。

【臑兪】（じゅゆ）

- 五十肩。前から上に挙がらないとき直刺。鍼を抜くときには丁寧に。
- ＜半身不随＞＜上腕神経痛＞＜上肢麻痺＞

鍼の刺し方

　前へ向けて全部突き抜けない程度。矢が行くように真後ろから真ん中に、手応えがあったら留める。奥に当たってはいけない。静かに抜く、筋肉だからズーンとくる。３番一寸６～２寸。

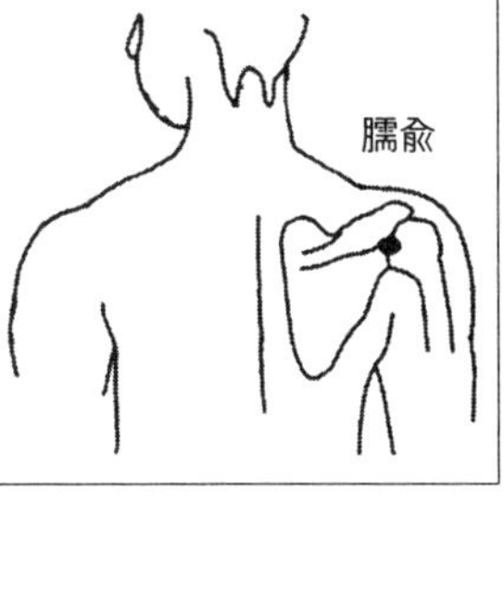

【天宗】（てんそう）

- 胸の痛みの名穴である。腕の故障にも効く。
- 狭心症。心兪・膻中・天宗に灸。発作時は井穴。
- 肺水腫の水を取る。
- 母乳の出の悪い人に灸。膻中・足三里・太淵を併用。乳首は肝、乳房は胃。
- 乳癌。
- 五十肩の仕上げには、やや外側の圧痛点も有効。
- 鍼、灸、指圧などなんでもよい。鍼は置鍼がよい。

鍼の刺し方

腕を軽く前で組ませて、肩甲骨上角を２等分にして外側縁に向け真っ直ぐ引いた線上に取る。押して一番痛いところに取り斜刺する。深鍼はしないこと。

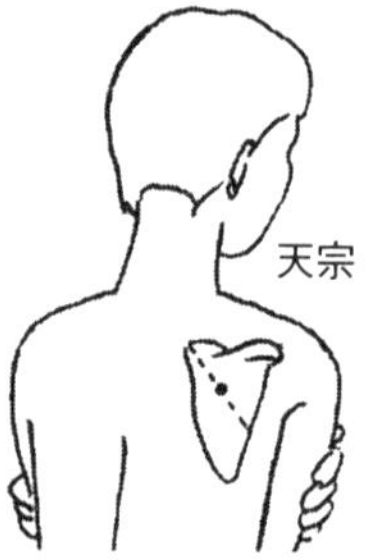

【秉風】（へいふう）

- ＜頚部蜂窩織炎《けいぶほうかしきえん》＞――灸。
- 頚肩腕症候群。
- 心臓に効く。
- 気胸に注意。
- 秉風から聴宮までの穴は耳と目に関係する。

【曲垣】（きょくえん）

- 肩甲骨の裏側に刺し下ろす。

- 曲垣は肺の穴である。
- 後頭部の痛み、首の凝り、しこりのある状況に効く。
- 腎虚性の下痢やお腹が悪い人でも楽になる。灸も効く。
- 気胸に注意。水平刺、斜刺がよい。

SI14

【肩外兪】（けんがいゆ）

- 首凝り。斜刺または水平刺。
- ＜半身不随＞——不随に伴う腕の異常に効く。

SI15

【肩中兪】（けんちゅうゆ）

- リウマチは湿気の病。
- 肩、皮膚は肺のエリア。この辺りが凝ると目がかすむこともある。
- 気胸に注意。

SI16

【天窓】（てんそう）

- ＜牙関緊急＞——歯を食いしばって引きつる。口も開かない。

SI18

【顴髎】（けんりょう）

- かすみ目のとき、目の内側に向かって刺す。
- 三叉神経痛の名穴。顔面神経麻痺は治りにくい。
- 鼻の故障にも使う。
- 割合深く刺してよい。

SI19

【聴宮】（ちょうきゅう）

- 歯を食いしばり過ぎて、口が開かないとき。破傷風など。

- 外耳炎、中耳炎、耳鳴、耳閉、難聴に効く。

膀胱経

【睛明】（せいめい）

- ＜眼病＞――鍼のみ。接触鍼だけでもよい。
- ＜小児搐搦＞――鍼は留める程度。
- 眼病は肝の支配だから、背中の肝兪に灸すると悪くならない。

【攅竹】（さんちく）

- 涙を伴う目の痛みや、涙が出て止まらないものは、攅竹から睛明まで鼻柱に沿って刺し下ろす。涙が出て止まらないのは虚、出ないものは実である。
- 視野狭窄。
- 白内障。
- 脳出血の前兆と思われる目の奥の痛みは刺絡する。
- 眉頭を押して痛いとき一滴血を出す。

【曲差】（きょくさ）

- ＜頭痛＞――陽白の方がよい。

【五処】（ごしょ）

- 風邪の鼻づまりの名穴。灸３～４壮。
- 首、肩の凝りに現場をいじると、かえって凝ってしまうことがある。五処辺りから水平刺すると凝りがとれることがある。
- 子供が目を上に向けて反り返ったり、ひきつけを起こした場合。
- 前頭痛。前頭痛は目、鼻の疾患や、食滞等による。

【承光】（しょうこう）

- 胸部の痛みが背部痛となって現れたものに効く。灸。

【通天】（つうてん）

- 首、肩の凝りや頭重に前から後ろへ水平刺して取れることがある。寸３－２番。又後ろから前へ水平刺すると、目がクシャクシャするのや、鼻閉に効く。
- 風池付近にできた梅干し大のシコリを取る。

【絡却】（らっきゃく）

- 白内障に効くと言われているが、これは腎虚なので効くことがあるという程度である。
- 耳鳴りに効くこともある。
- 通天・絡却辺りは患者が一番感じるところを使う。

【玉枕】（ぎょくちん）

- 標治法的に適宜使う。すべて斜刺。
- ＜脳充血＞――後頭部が熱くて眠れないとき刺絡する。天柱付近まで楽になる。
- 高熱（日本脳炎など）のとき汗を出してやる。玉枕・風府から上へ向けて刺す。

【天柱】（てんちゅう）

- 天柱の凝りは下からすくい上げるか、または上から刺し下ろす。直刺することはない。上手にやらないとかえって凝ってしまう。しかし大杼でほとんど取れる。

- ＜胃疾患＞胃の痛みではなく、胃近辺のしこりに使うことがある。背中の凝りが取れる。
- 頭ののぼせに上に向けて一分間留鍼。留鍼は押手を離してはいけない。
- 天柱・風池・完骨は頭の芯にある熱を抜くことができる。
- 鼻の故障の名穴。＜鼻塞＞＜嗅能減退＞——つまっている鼻の反対側に刺す。上手に使うと抜かないうちにスウーッと鼻が通る。鼻塞は実、鼻水は虚。風邪以外の鼻づまりに効く。
- 花粉症に天柱・百会。

【大杼】（だいじょ）骨会

- 様々な病気に使える。十分に使いこなせると結構効く。
- ほとんどの首、肩凝りに運用出来る。
- 後頭痛。
- ＜肩痛＞——脊椎に沿って尻の方に向かって寸６で一定の深さで刺し下す。
- ＜膝関節炎＞——膝自身に故障のない膝痛に刺しようによって見事に効く。
- 風邪のなごりを治す。微熱の処理。（風邪をひいたら１ヵ月も治らないような人）
- 子供には大杼に灸をすると、体が丈夫になる。風門と同じように腹を丈夫にする。肺虚の治療でもお腹が弱い場合は大杼を使った方がよい。
- 鼻血。女性の鼻血は、出すだけ出してから大杼で止める。
- 下肢、上肢の痿軟（足腰が立たない、体が支えられない）。
- 動作時に手足が震える。

鍼の刺し方

肩中兪付近から大椎方向に刺入して、そこから鍼先をカーブさせて大杼方向に刺し下す。鍼先が体幹の中心に向かって気胸を起こさないよう十分に修練を積んでおく。寸6－3番。

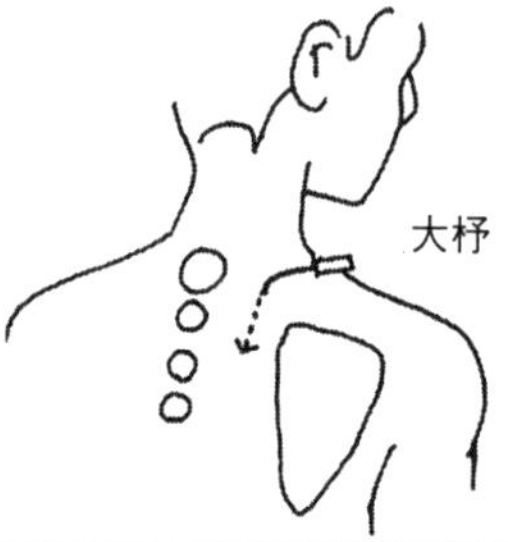

BL12

【風門】（ふうもん）

- 風邪の代表的な穴。高熱のときはだめ。
- ほとんど灸。寒け、鼻水等は灸の壮数で調節する。
- 風邪のなごりを治す。
- 肺の冷えに灸。30～50壮。肺兪・大杼でもよい。
- 急性の皮膚病。表在性のもの。汗を出すとよい。
- 膀胱炎、頻尿、血尿、排尿時の痛みや灼熱感。
- 盗汗《ねあせ》。朝起きると首や胸が濡れている（結核性のものなど）に風門・大杼を使う。間歇熱はたちが悪い。
- 花粉症に多壮灸。
- 白目の充血に風門の灸がよい。目が眩しいものは、風門辺りを散鍼して気鬱を散じる感じでやる。
- この穴は養生にすえてゆくのもよい。
- 正座して首、背を伸ばして取穴する。

BL13

【肺兪】（はいゆ）

- 寒けがするときに灸。
- 軽い結核。

- しゃっくりは灸で温める。
- 胸の痛みが背中に抜けるようなときで、内を温めなくてはいけない場合に灸頭鍼を痛い側に行う。
- 花粉症。肺兪・風門に毎日灸10壮。天枢を併用する。大腸を丈夫にすると鼻水も止まる。合谷では効かない。
- 膀胱炎、頻尿、血尿、排尿時の痛みや灼熱感。膀胱兪の灸頭鍼を併用する。
- 皮膚病。
- ＜瘰癧《るいれき》＞――早く気が付いたら生姜の灸。
- ＜癭瘤《えいりゅう》＞――皮膚の変形とみて灸。

【厥陰兪】（けっちんゆ）

- 主治症はほとんど心臓関係。心臓の穴と覚えよ。
- 陰の病が表に現われる場所。
- 歯茎の痛みが激しい場合に灸する。
- 内臓出血に効果がある。
- 心、肺二臓にわたる。
- 厥はのぼせ、下から冷えること。

【心兪】（しんゆ）

- ＜心臓疾患＞
- ＜食道狭窄＞――物理的に通らない。膻中もよい。
- 胸苦しいとき。
- リウマチ。膏肓・肺兪を併用して心、肺を丈夫にする。
- 内臓出血に効果がある。

BL16 **【督兪】**（とくゆ）

- ＜心痛＞——胸、心臓の痛み。心痛には真心痛と厥心痛の二種類あり、真心痛は助からないといわれる。真心痛は上から下に刺し下ろす。鍼のないときは前から抱え、督兪・至陽を押圧する。
- 心痛は胃痛の延長もあるから注意。
- ＜腹痛＞——上腹痛なら効く可能性あり。
- 督兪でよくなる喘息がある。肺兪と併用。慢性喘息の人でもここに灸をしているとよくなっていく。

BL17 **【膈兪】**（かくゆ）血会

- 胃腸の疾患。
- ＜嘔吐＞
- ＜膈噎《かくいつ》＞——（飲み込む時に咽がふさがっているような感じで飲み下せないもので）ムカムカ、ゲップ、しゃっくりなど。
- 胃癌に灸。
- 胃の痛み。陰性－出血性のものに使う。陽性は足三里。
- ＜つわり＞
- ＜盗汗＞——朝方襟が濡れる。灸。胸の故障を治すと盗汗が取れる。至陽でもよい。
- 血会であり止血の作用あり。特に上部出血で、内臓の出血を止める。
- 血不足。婦人病の血の病。
- 吐血に灸がよく効く。
- 心の証に大都と併用することがある。
- 顔がほてり食物の味がしないとき灸。
- 膈兪付近１寸四方に喘息の人は反応が出ている。灸。

- 空咳でも胸にひどく響き、腹がよじれる程度のもの。
- 心臓性の咳に灸。
- 動悸。
- 歯の浮き。
- 眼病は膈兪あたりに細絡があれば刺絡する。

【肝兪】（かんゆ）

- 胃の疾患。
- ＜胃拡張＞——胃熱のためにやたらに食べる。
- 消渇。
- 陽的に痛む胃痛に効く。木（肝）剋土なので肝を補い、土（脾胃）の実を瀉す。
- ＜慢性胃カタル＞——ゲップ、ムカムカ、舌が白い、脾の熱。
- 不眠症。寸6で斜め下方向へ。
- 眼の故障に本治法的に使う。
- ＜内障眼＞——内臓からきた眼の病。ソコヒや眼がかすんでいるのにも効く。
- 夜盲症。灸。
- 眼充血で肝兪に細絡が出ていたら刺絡。
- 肝臓の病には、右側の肝兪を使う。左は少なめに。10～20壮で速効、併せて足の五行穴を使う。
- 肝臓機能の低下には置鍼がよい。
- ＜ヒステリー＞——これを肝のたかぶりとみるときに有効。

【胆兪】（たんゆ）

- ＜胆石＞——痛みに隠白・太敦などの井穴を使う。我慢できる程度なら少し太めの鍼で胆兪に置鍼。右側のみ。灸もよい。
- 胆のう炎。
- ＜黄疸＞——灸。
- ＜頭痛＞——胆経にきているもの。
- ＜嚥下困難＞——食べた物が下におりない、食道の働きが悪いときに灸をする。

BL20

【脾兪】（ひゆ）
- 胃の弱い人や内臓下垂の人はここに灸をすえていると治る。胃兪とセットで考える。
- ＜水腫病＞——むくみは土が弱って水が暴れている状態。
- ＜黄疸＞——脾の病である。肝実脾虚。
- ＜慢性下痢＞——灸。下痢は腸と胃からくるものがある。
- 脾の腰痛に置鍼。肉を締める効果がある。
- 胃兪・脾兪の痛みは、先に足三里に灸をする。
- 前側、外側の胆経に沿って膝が冷えるとき、脾兪付近から大腸兪辺りまで刺し下ろす。２寸３番～５番。

BL21

【胃兪】（いゆ）
- 胃と腸をセットで考えて、灸か置鍼していれば間違いない。
- ＜つわり＞
- ＜肝臓肥大＞——木剋土で肝実のとき。
- ＜背筋痙攣＞——胃の変調で背筋が盛り上がったものの治療は、腹を緩める方が早い。
- こむら返り（胃経の陽性の変調）。
- 背中と腰に筋張りのあるとき、ここに鍼をすると両方とれる。

- ＜乳児青便＞——鍼で背すじ、腹の張りをなでてやる。乳をやめ白湯にする。
- ＜胃拡張＞——乾きの病、糖尿病の前兆。
- 脾の腰痛に置鍼。肉を締める効果がある。
- ＜胃癌＞——場所を局在できればその場に灸を徹底的にやれば治ることもあり得る。背中に張り付くほどに押さえて。

BL22

【三焦兪】（さんしょうゆ）

- 三焦とは消化器全般をいう。上焦（息を吸う）中焦（消化する）下焦（排泄する）。中焦の力が弱くなると消化不良となる。
- 食べすぎて頭が痛くなった場合、三焦兪の灸で腹を整えながら現場の痛みは頭維で取る。
- ＜眩暈＞——腹に水が多いときに起こりやすい。
- 三焦(心包)は熱をつかさどる。
- 夏ばてに灸。
- 慢性化したものに効く。
- 胃兪・脾兪と同じような効果があると思って使ってよい。
- 上から押して痛まないが横から押すとズンと痛むのは、その方向に鍼を打つ。

BL23

【腎兪】（じんゆ）

- 主に腰痛と婦人科疾患の穴。灸頭鍼か置鍼がよい。炎症に灸頭鍼はやらない方がよい。
- 肺の故障（結核）は灸する。少なくとも10壮以上。腰を治せば胸もよくなる。
- 心経の治療にも使う。

- ＜疝気＞（冷えからくる故障、臍から下あたりの全部の痛み）——腎の故障のみでなく、肝の故障のこともある。その場合は足親指の内側に治療点がある。
- 奔豚《ほんとん》。灸頭鍼をする。
- 貧血。灸頭鍼をする。
- 老人性の下痢。
- 耳の故障（中耳炎）。
- 脾虚の場合、腎兪付近の方がよく効くことがある。
- 脾虚による腰痛。肉が緩んで骨を支えられない。灸頭鍼で温める。
- 足の甲と裏のむくみに深い灸頭鍼と中極の多壮灸。
- 臨床上の腎兪は通常いわれているよりも下で、大腸兪の少し上の背骨に近い所に取穴するとよい。
- 腎兪・志室の凝りは尻に鍼をしてとる。
- 夜中に２回以上トイレに起きる人、頻尿、足の冷たい人に灸頭鍼。

【気海兪】（きかいゆ）

- 腎兪と同列に扱う。

【大腸兪】（だいちょうゆ）

- 腰痛の名穴。灸頭鍼もよい。
- 実証の便秘（２～３日出ない場合）に効く。深鍼。慢性の場合は灸頭鍼。
- 水はよく飲むが汗が出ず、軟便が１日２回以上あり、腹部が膨らんでいるのは肺虚の虚腹である。大腸兪の灸頭鍼。

- ＜裏急後重しぶり腹＞——急いでトイレにいくがなかなか出ない状態で痛みがある。灸か灸頭鍼。
- 肩凝り。
- 五十肩の治療のときここに置鍼をすることがある。
- 婦人科に多く用いるが、腎兪とは治効が違う。
- 熱性腸炎。
- ＜痔疾＞
- 臍の回りが硬い人に灸頭鍼。２寸。

【関元兪】（かんげんゆ）

- 鼓腸（下腹が張っておならが出れば楽だろうなという感じ。便秘の場合もあり下痢の場合もある）。
- ＜小便難＞——チョロチョロ出てすっきりしない。
- 婦人科疾患に効く。
- ＜婦人《ふじん》癖聚《へきしゅう》＞——左の下腹部の塊。子宮筋腫もこの一種。
- ＜泄痢＞——水のような下痢。
- ＜風癆＞——筋肉か体の衰弱。肺、胸にかかわる。

【小腸兪】（しょうちょうゆ）

- 婦人科疾患の治療の必須ポイントである。婦人科疾患の故障やシビレは刺し下ろして使う。
- 尿管を傷つけ、尿閉を起こす危険があるので慎重に刺入する。
- ＜腰仙部の痛み＞
- ＜痔疾＞
- ＜便秘＞——鍼。
- ＜腸カタル＞＜腸疝痛＞——灸頭鍼。

- ＜下痢＞――灸。
- ＜淋疾＞――灸。
- リウマチ。鍼をすると膝がよくなる。心の表で小腸経の兪穴である。
- 中極辺りのしこりがとれる。
- 膀胱経の腰痛で小腸兪に圧痛がある場合。
- 坐骨神経痛。上から下へ向かって刺す。
- 脇腹の痛みで、中封でとりきれないもの。
- ＜婦人病＞――２寸くらいの灸頭鍼。著明に効く。腎兪よりも効く。

【膀胱兪】（ぼうこうゆ）

- ＜膀胱疾患＞――灸。多壮の場合もある。
- 尿が出にくいときに用いる。次髎を併用するとよい。色が濃い尿。
- 尿を出してやると、心臓疾患の人は楽になる。
- 夜尿症に毎日灸。次髎・百会を併用。子供の寝小便は、身柱に灸して風邪を防ぐだけでもよくなる。
- 脊髄炎。骨を押してみる。
- 脊髄癆。椎間の圧痛点に灸。
- 腰神経痛。坐骨神経痛。
- 膀胱結石のとき膀胱兪辺りに深鍼。
- ＜子宮内膜炎＞――冷えだから灸。子宮筋腫は実証だから灸をすると気持ちが悪くなる。
- ＜脚気＞――足三里の方がよい。
- この辺の穴は一つに限らず、諸処全体にやると温まる。灸頭鍼もよい。

BL29.

【中膂内兪】（ちゅうりょないゆ）

- 主治症は膀胱兪に似ている。
- ＜腸仙痛＞——効きそうな感じ。
- ＜坐骨神経痛＞——注目すべき。
- ＜子宮内膜炎＞——この辺の穴は皆効く。

BL30

【白環兪】（はっかんゆ）

- ＜四肢麻痺＞——10番で仙骨の下を刺し上げる。
- 鼻血などの上部出血。
- ＜坐骨神経痛＞
- 灸は避け、鍼がよい。

BL31

【上髎】（じょうりょう）

- ＜男女生殖器病＞——覚えておくこと。多壮灸（50～70）必要。上髎以下この線は皆やってよい。
- 八髎穴に置鍼をすると子宮筋腫は小さくなる。手術するかは手拳大を目安とする。
- 仙骨のくずれの腰痛はなかなか治らないが八髎穴に置鍼。
- 膝が冷える人は、ここにお灸をするとよい。
- 上髎～下髎に腰部八点灸をすると下腹部が温まる。

BL32

【次髎】（じりょう）

- 重要な穴。ふんだんに使うこと。ここでいう次髎は、通常の八髎穴よりも外方の胞肓辺りの圧痛点をとる。

- ＜生殖器病＞——婦人科疾患に効く。八髎穴を温めると効果がある。ここがよくなると消化器がよくなる。
- 夜尿症。毎日灸。膀胱兪・百会を併用する。
- 宿便。
- 五十肩、背筋が張る、首が曲がらないときに効く。
- 寝違い。２寸以上。
- 委中・陽陵泉・環跳をやってもはっきりしないときは２寸以上で刺し下ろす。
- 膝蓋部厥冷。内から温まる。
- 尻のシビレに置鍼。
- 尾骨を打った腰痛。会陽を刺し上げ次髎付近に置鍼。
- 腰痛で前屈20～30度くらいで痛く、それを過ぎると曲がる場合。
- 仙骨のくずれの腰痛はなかなか治らないが、八髎穴に置鍼。

BL34

【下髎】（げりょう）

- 上に向けて刺す。
- ＜生殖器疾患＞＜泌尿器疾患＞
- ＜痔疾＞——肛門に近いからここに灸。

BL35

【会陽】（えよう）

- ＜坐骨神経痛＞——八髎穴と同様の感覚で。
- 長強の代わりに使う。ただし鍼で。
- 尾骨を打った腰痛。仙骨を肘で押して痛いときは刺し上げる。
- 腰を治しても何かスッキリしないとき刺し上げる。次髎を併用する。
- 生殖器の力がなくなった病。鍼は刺し上げる。

鍼の刺し方

長強付近から尻を緊張させないようにし、次髎近くまで刺し上げる。仙骨の下を刺すのではない。手ごたえなく入ったらあまり効かないので、太めの鍼を用いることが多い。寸6～2寸程度で。

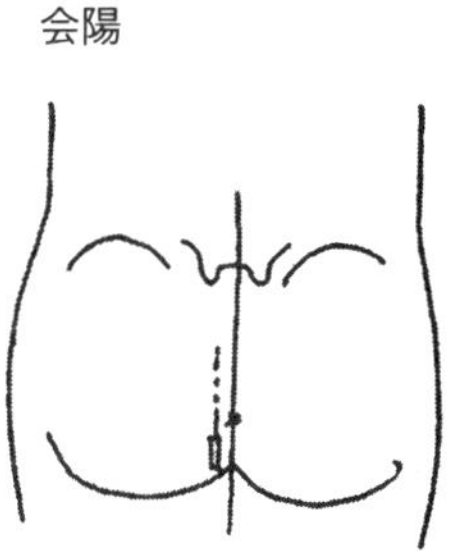

BL36

【承扶】（しょうふ）

- 坐骨神経痛の名穴といわれている。殷門と同じ。鍼を上手に刺せる人は少ない。自分はあまり使わない。坐骨神経痛には他にもたくさん穴がある。

BL38

【浮郄】（ふげき）

- ＜尿意頻数＞——注目してよい。ギックリ腰をやるような人はこれがある。
- 浮郄・委陽は尿の出に関係のある穴と覚えてよい。
- ＜下肢麻痺＞——試してみてよい。
- ＜霍乱《かくらん》＞——急性の吐き下し、暑さ負け。

BL39

【委陽】（いよう）

- 尿があまり出ないとき。
- ＜腓腸筋痙攣＞——こむらがえりのこと。痙攣の最中は触らない。井穴の方が効ある場合も。
- ＜癲癇《てんかん》＞——癲は大人の場合、癇は子供の場合。上手に鍼灸をつづけると治る。

- 坐骨神経痛の名穴。

BL40

【委中】（いちゅう）合土穴

- ＜坐骨神経痛＞――委中は使って効果著明。最も効あるのは。真中より外側の痛い所を垂直に骨に届くまで深く刺す。２寸以上。
- ＜膝関節炎＞――使い方により効。曲げるのに痛む。正座が出来ないとき骨に届くまで深く刺し留める。寸６～２寸。
- 細絡。細い赤みみずのようなものがあるときは刺絡をする。
- 『腰背委中に求む』。腰背が共に痛い場合。２寸以上。
- 背中が曲がって何十年も経過したものでも太鍼で治ることあり。
- 膝が伸びないものに数本置鍼、周辺にも置鍼する。
- 膝から下が動かないとき。
- 実タイプの肩凝り（首が凝る、目がかすむ）。太鍼。
- 裏環跳・風市付近が痛むとき。
- 委中は太鍼が効果的な場合が多い。３～50番。鹿皮でよく温めてからやる。

BL41

【附分】（ふぶん）

- 寝違いの名穴。首が左右に回らないときに効く。痛い方を向かせたまま反対側の筋をよく探り外側より内側に水平刺。
- 肩が重い。
- 取穴は正座して手をあごの下に当てさせる。（開甲法。この方法は膏肓まで同じ）

BL42

【魄戸】（はくこ）

- ＜喘息＞――古い病は灸。
- 背筋の疼痛には上から刺し下ろす。
- 風邪をこじらせたとき肺兪よりこちらが効く。
- 肺の深い病の入り口。魄は肺、戸は門。

BL43

【膏肓】（こうこう）

- 健康灸として足の三里と共に使われた。何となし上半身に故障を起こしがちな人。
- 消化器系にもよく効く。胃腸が丈夫になる。
- 胸の病で古いもの総ての名灸穴。三行線に移ったものは慢性化したものと思え。
- 盗汗、長く肺を病んだとき。毎日５～７壮。多壮はしない。
- リウマチ。
- けんびき（背中が突っ張る感じ）。
- 指で押しツーンと一番痛い所、直刺ではなく刺し上げる。
- 痰飲病には膏肓に灸をせよと『資生経』に出ている。
- 取穴は必ず開甲法。(p. 60)

BL44

【神堂】（しんどう）

- 心臓関係の穴の意。
- あまり使うことはないが、心臓と肺の穴と覚えよ。
- ＜胸肺筋痙攣＞――すじばること。
- ＜食道狭窄＞――硬直している。蒸しタオルを当てるとよい。

BL 46

【膈関】（かくかん）

- しゃっくり。
- ＜食道痙攣＞
- ＜よだれ＞——腎の病。唾は脾。身体から出る水は生理的に大事。
- ＜嘔吐＞——膈兪と共に効く。

BL 47

【魂門】（こんもん）

- 魂は肝の奥根っ子の意。ここに圧痛があると肝疾患の疑い。
- ＜黄疸＞
- ＜消化不良＞
- ＜蛔虫＞——診断点である。
- ＜腸疝痛＞——大腸兪でたくさん。
- ＜胃痙攣＞——考えられる。ただし足の井穴、郄穴で充分治る。

BL 48

【陽綱】（ようこう）

- 胆の反応のよく出る所で右側のみ治療する。
- 胸背筋の引きつりに効く。
- ＜胆石痛＞——胃痙攣とよく間違えられる。足の井穴、郄穴を使えばよい。

BL 49

【意舎】（いしゃ）

- 意は胃のこと。
- 余り使わない。胃は足三里・胃兪で決める。胃は単純な臓器。

BL 50

【胃倉】（いそう）

- 割合使う。横から斜めに内下方に刺して、胃兪の代わりに使う。

- ＜鼓腸＞――腹が張ること。胃が張ると足三里近辺が筋張ってくる。この穴は試してみる価値あり。山菜の食べすぎなどのとき、足までだるくなる。鍼が有効。
- ＜便秘＞――慢性のもの。
- おなら。大きな音…実。音がない…陰性、くさい。

BL51

【肓門】（こうもん）

- ＜常習便秘＞
- 胃倉と同じ感じで使う。

BL52

【志室】（ししつ）

- 横から内側へ斜めに刺入する。深刺し可。寸6。灸頭鍼もよい。
- 女性の生殖器疾患。
- 男であれば尿関係の疾患。
- 婦人の不定愁訴に著効。
- 足の冷えを治す。
- 腰を治せば胸も治る。
- 腎兪と同様に使う。
- 痞根《ひこん》（奇穴）が志室の上にある。やはり同じ刺し方をする。
- 腎兪・志室の凝りは尻に鍼してとる。

BL53

【胞肓】（ほうこう）

- 志室の下方、直腸、肛門に近いが臨床上は部位あいまい。
- ＜腰背部の疼痛＞――寸6以上の深鍼でなくては効かない。
- ＜尿閉＞――あまり使わない。むしろ中極・曲骨辺を使う。
- ＜直腸痙攣＞――下肢の痛み、ひきつれ。むかしは疝痛といった。

BL54

【秩辺】（ちっぺん）

- 臨床上の部位はあいまい。圧痛点を取れ。
- ＜坐骨神経痛＞
- ＜腰椎神経痛＞
- この穴でなければならないという穴ではない。押して痛ければ鍼をする。

BL55

【合陽】（ごうよう）

- ＜腓腸筋痙攣＞――これはハッキリ効く。痙攣は揉まないこと。太い鍼を刺して３分程留めておくと治る。
- 足から尻にかけての突っ張り。実…突っ張り。虚…伸縮がなくなり突っ張ることがある。
- 合陽以下の穴はよく覚えよ。

BL56

【承筋】（しょうきん）

- ＜便秘＞――八木下勝之助翁は使った。
- ＜痔疾＞
- ＜腰背部の神経痙攣＞
- ＜腓腸筋痙攣＞――こむら返り、ふくらはぎの痙攣。
- ＜吐瀉＞――吐く方が悪い。吐くのは胃の実で脳病に関連することがある。腹と脳は関連がある。

BL57

【承山】（しょうざん）

- ＜便秘＞――実証の便秘で肩凝りやめまいがあるとき。10番の鍼で息を吸わせて入れ吐くときに抜く。虚証の便秘には効かない。
- ＜下肢倦怠＞

- ＜腓腸筋痙攣＞——深くないと効かない。
- 脱肛。大腸の熱を瀉す。

BL58

【飛陽】（ひよう）絡穴

- ＜腰痛＞——腰の横の故障に効く。
- 特殊な腰からきた膝痛に使う。大腸兪・小腸兪付近から太鍼で刺し下ろす。委中を併用する。
- ＜下肢麻痺＞——足の故障、足が重だるい。足のつり。
- ＜坐骨神経痛＞
- 足の指の伸展困難。
- ＜頭痛＞——上実下虚の顔面痛、目眩に効く。跗陽・承山・崑崙を併用する。

BL59

【跗陽】（ふよう）

- 飛陽とほぼ同じ治効。
- 腰痛。
- こむら返りのときは上から下へ鍼。
- ＜顔面神経痛＞——胆経に近いというところから効があると思われる。

BL60

【崑崙】（こんろん）経火穴

- 腰痛（前屈すると痛む、靴下がはけない、ラセーグ徴候テスト陽性、大腸兪・腎兪・志室付近の右か左が痛い）。腎虚があればまず腎を補い膀胱を瀉す。尻の辺の故障には効かない。
- ＜腰神経痛＞
- ＜足首の関節炎＞

- ＜下肢筋痛＞——足の腎経の筋肉痛にも効く。
- 踵の痛み、胆経にきているもの。こころもち下から臨泣に向けて寸6。
- 足の裏の痛みに効く。上から下へ刺し下ろす。
- 首凝り。
- ＜肩背神経痙攣＞
- ＜衂血《こくけつ》＞
- ＜癲癇＞——上手にやれば効く。
- 下痢のとき灸をする（鶏鳴下痢…朝方になると下痢をする。腎虚証。多壮灸、足を立てなくてよい）。
- 踵の周囲の穴を自由自在に使えるようになれば、足腰の病はほとんど治る。

鍼の刺し方

　腹臥位でつま先立ちさせて、外踝とアキレス腱の間から少し上方の陥中にあるシコリに向けて打つ。響きが上の方に走った感じがあれば効く。寸6－3番。

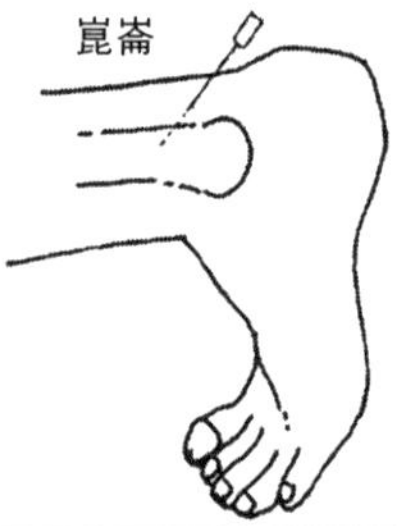

BL61

【僕参】（ぼくしん）

- ＜膝関節炎＞
- 腎経の水泉穴と表裏。
- 踵の痛みに特効的に効く。足首を直角にして僅かな隙間に鍼を刺入する。寸3－2番。1cm以上入らないと効かない。

BL62

【申脈】（しんみゃく）

- 足首の痛み、捻挫に特殊な使い方をすることがある。
- 足の裏がつる。
- 下腹部の筋張り。
- ＜子宮痙攣＞
- 首の痛み、肩凝り。（陽蹻脈）
- ＜頭痛＞——膀胱経にきたもの。
- 便秘しているのに、便意を催すことが多いとき。ゆっくり瀉す。

BL63

【金門】（きんもん）郄穴

- ＜腓腸筋痙攣＞——特効的に効く。根っ子をえぐるように刺入して、承山に指を当ててつるのが治るのを確認する。
- ＜下腹痛＞——陽経にきたものは効果がある。
- ＜霍乱＞

BL64

【京骨】（けいこつ）原穴

- 京骨は接触する程度で留めておく。
- 老人に多い股関節痛に効く。大事な穴。
- ＜脳充血＞
- ＜頭痛＞

BL65

【束骨】（そっこつ）兪木穴

- 膀胱経にきた痛みや熱に接触鍼。
- ＜癰疔《ようちょう》＞——できもの。膀胱経にきた場合、灸。

BL66

【足通谷】（あしのつうこく）栄水穴

- 標治法的に、足指の凍傷のとき、三稜鍼で散鍼。

BL67

【至陰】（しいん）井金穴

- ＜難産、逆子＞――左の至陰がよく効く。半米粒の小さいので灸５壮、もしくは鍼柄で押さえる。
- のぼせに刺絡。
- 膀胱経にきた腰痛、背痛に使用する場合がある。
- ＜感冒＞――熱さまし。
- ＜足蹠《そくせき》の熱感のあるもの＞――足の裏、腎の虚証。女性の場合必ずしも腎虚とは限らない。
- 反対側を湧泉の代用として使うこともある（内至陰）。

腎　経

【湧泉】（ゆうせん）井木穴

- 鍼は余り使わない。ほとんどの場合灸。正確に取穴しないと効かない穴。
- 足の裏第２指（胃経）から踵に向けて真っ直ぐに引いた線上に取る。
- 足の小指の先端内側が本来の腎の井穴。
- 湧泉辺りが痛いときは行間より足の裏の皮にひびく位まで寸６で刺鍼。
  小指寄りが痛いときは臨泣辺りから刺鍼。
- 足底はみな腎。
- ＜心悸亢進＞
- ＜眩暈＞
- ＜小児急癇＞――気つけの妙穴。鍼を使う。技術を要す。三里と併用。
- ＜霍乱＞――急性吐き下し。
- ＜奔豚＞――腎積による。このような人は湧泉を痛がらない。
- のぼせの結膜炎のとき湧泉・然谷の灸ということもある。
- 高血圧に灸。
- 後頭部の頭痛。
- 合穴でも効かない強烈なのぼせ。
- 意識不明で手足の冷たいとき。
- 足の冷え。

Kid2 **【然谷】**（ねんこく）栄火穴

- ＜扁桃腺炎＞＜咽喉炎＞＜心臓炎＞＜盗汗＞＜遺尿＞＜月経不順＞
- ＜尿道カタル＞――淋病、曲骨に斜刺を併用。
- ＜小児急癇＞――接触鍼。
- 足のほてりは冷えの極み、陰の病。接触鍼をすると改善。
- 中耳炎。
- 高血圧。
- 喉が渇いて水をたくさん飲む人に、然谷に灸。
- 公孫と間違えやすい。太白より後方に指で探って行くと、小さな骨の突起がありそこを公孫とし、なお後方に行くと大きな骨に当たる。その角の際に取る。

Kid3 **【太谿】**（たいけい）兪土穴、原穴

- 消化器に効く。上手に使うと眼の覚めるような効果がある。
- 中極辺りが痛く、恥骨の際が痛い。
- 夜になると胃がしくしく痛むようなときは陰の痛み。従って三里より太谿がよい。
- 臍から下のしこり、痛みなどの変調。恥骨辺りが堅く痛いとき。腰が重いとき。
- 肺の病、心臓の病の裏に腎の故障がある場合がある。
- 膏肓辺りに痛みがあり、兪府にも圧痛があるもの、膻中・紫宮・華蓋に圧痛があるものは太谿で取る。水剋火の病。
- ＜心悸亢進＞＜狭心症＞
- 心に効かせるときは寸6全部。鍼の刺し方②参照。
- 浮腫（腎虚で体が重く背中も寒く咳が出るのは、土が腎を剋して

いるから。土の力が弱ってむくむ)。

- しゃっくりで根が深いときに灸。
- 夜トイレに２回以上いく人などはここを補う。
- 尿意頻数、尿意があっても出ない、重苦しい。
- 下肢が氷のように冷える。
- 頭全体が重い、めまいがする。
- 視力。
- 熱がないときの喉の痛みは灸。
- ＜咽頭カタル＞＜気管支カタル＞
- ＜脚気＞
- 外に曲げると痛い足の捻挫。
- 太谿穴は原穴なので補瀉両方に使える。
- 鍼と灸は取穴部位が違う。灸はやや外側のツーンとくるところ。
- 太谿穴を使いこなせると相当な治療家になれる。

鍼の刺し方

①仰臥位で足首を直角に立てるのがコツで、内踝に巻き付けるように刺入。寸６半分以上刺さないと効かない。

②胸に向けて寸６全部刺入。

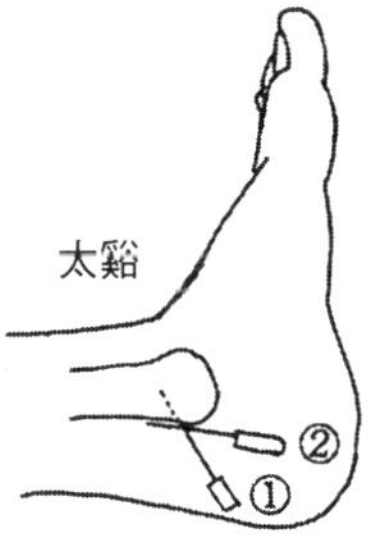

Kid 4 **【大鍾】**（だいしょう）絡穴

- 足の冷えに、照海と共に使う。

Kid6 **【照海】**（しょうかい）

- 膝から下腿へかけての内側の痛み。照海から小指の方向へ向けて、寸6半分～全部入るようならここで治ることがある。
- ＜腸疝痛＞――冷えによる痛み。冷えによる便秘。

Kid5 **【水泉】**（すいせん）郄穴

- 女性の左下腹部のわだかまり。鍼柄がようやく入るくらいの小さな穴。寸3半分以上入れて留める。両方の水泉をやらないこと。下巨虚と併用するとよい。
- 生殖器（特に女性の生殖器）の故障に効く。男性の場合は疝痛に効く。
- ＜月経閉止＞＜月経減少＞――月経痛。
- ＜子宮出血＞――三陰交・漏谷の灸がよい。ほかに、身体の上部の出血には郄門、下部の出血には血海。
- ＜子宮下垂＞＜膣脱＞――痛みを伴うとき。
- ＜心下悶痛《しんげもんつう》＞――太谿で効かないとき。

Kid7 **【復溜】**（ふくりゅう）経金穴

- 腎虚証に本治法として使える。肺がらみの症状のあるときに使う。そうでないときは陰谷を使う。
- 風邪をひいて寒気を伴い、足も冷えて腹に力がないというようなときや、声が出ない、喉が痛むのは腎の証であるから復溜を使う。息苦しいのは心の証。
- 女性の肩凝りで腎虚の場合は復溜を温める。肺も温める。
- 膀胱炎。

【交信】（こうしん）

- 発育不全による生理不順。
- ＜尿不利＞＜腸カタル＞

Kid 9

【築賓】（ちくひん）

- 一種の毒消しの性格あり、フグにあたるとここに灸すると言われている。
- ＜腓腸筋痙攣＞
- ＜癲狂＞＜腺病＞——オロオロして落ち着かない。
- ＜小児胎毒＞
- 大腹部の引きつるようなキリキリした痛み。冷えからくる病。

Kid 10

【陰谷】（いんこく）合水穴

- 肝虚を補うための腎の木穴は湧泉であるが、代わりに合水穴の陰谷を使う。
- 子宮筋腫や卵巣膿腫などの症状の前に起こる下腹部の膨満感。

Kid 11

【横骨】（おうこつ）

- ＜尿閉＞

Kid 12

【大赫】（だいかく）

- ＜生殖器疾患＞——男性の不能、インポテンツには関元が使われるが、女性の不能には大赫がよく効く。任脈に向けて斜刺する。わずかに響く程度で留める。響き過ぎるとおかしくなる。
- ＜眼球充血＞——腎虚による眼精疲労。

Kid13 【気穴】(きけつ)

- 婦人科疾患。
- 鍼で同側の膏肓に響くことあり。腎経と衝脈の会。

【中注】(ちゅうちゅう)

- ＜結膜炎＞＜角膜炎＞──臍から下が冷えると、のぼせから眼にいく。下半身を温めてのぼせを取る。

Kid15 【肓兪】(こうゆ)

- 治効上腎の募穴の要素をもっている。
- 腎のものすごい冷え込みのとき、例えば凍死しそうな人は肓兪の左右両穴に灸。
- ＜腸疝痛＞＜胃痙攣＞＜胃痛＞
- 臍の大きい人の肓兪穴は凹みの内側に入る。

Kid17 【商曲】(しょうきょく)

- 婦人科の変調は大腸経の変調と間違いやすい。
- 唾液過多。

Kid19 【陰都】(いんと)

- 食事性喘息などによる上腹部冷痛(心窩部の冷えによる吐き気)に使う。
- 心の証で厥冷して震えているときに灸をすると震えが止まる。

Kid18 【石関】(せっかん)

- 婦人科疾患で圧痛がある場合に使える。

【腹通谷】(はらのつうこく)

- 胃を治す穴くらいに思えばよい。任脈と余り変わらない。

Kid21

【幽門】(ゆうもん)

- 吐かせる穴。食べ過ぎたときなど上方に向けて刺す。
- しゃっくりにも効く。
- しかし場所から余り使わない。

Kid23

【神封】(しんぽう)

- 肺に熱をもったとき使うことあり。

Kid26

【彧中】(いくちゅう)

- ＜喘息＞──この辺りに鍼をすることはまずない。灸はある。
- 押して痛いのはよくはないが、押さなくても痛いのが病気。
- ＜肋間神経痛＞──これには効かない。

Kid27

【兪府】(ゆふ)

- 兪府は患者が痛いと訴えることは少ない。術者が押すと痛がることがある。本人は背中が凝っていると訴えることがある。陰病が陽に現れている。
- ここが痛いのは肺が悪い。しかし肺疾に兪府を使うことはない。治すのは太谿。

心包経

【天池】（てんち）

- 臨床的に余り使わない。
- 胆経がこの辺まで走っている。

【天泉】（てんせん）

- 鍼灸で使うことは余りない。
- 筋肉痛に標治的に使うことがある程度。
- 腕が重いようなとき、鍼で軽減することもある。

【曲沢】（きょくたく）合水穴

- 合水穴なので上逆を下げる作用がある。例えば心臓の悪い人ののぼせを下げる。
- 心臓系の咳に効く。肺系の風邪には隣の尺沢の方が効く。
- 精神躁状態、発熱、心臓神経症、口渇にも効く。

【郄門】（げきもん）郄穴

- 救急療法としても使える。鍼は太くてもよい。
- 動悸の激しいときに打てば鎮静する。取穴が正確でなくても効く。
- 呼吸困難。
- 心下満で息苦しいとき。
- ＜心臓炎＞——心臓の痛みと動悸。
- 上部の出血（鼻血、耳出血、眼底出血、吐血）に効く。血止めの穴。切り傷にも応用できる。

【内関】（ないかん）絡穴

- 公孫と組み合わせて使うと、胃腸が楽になる。
- 夏ばての胃腸症状があるときは、内関・胃兪・脾兪に灸をする。

【大陵】（だいりょう）兪土穴、原穴

- 手の握れない人の特効穴。
- 首が回らないもので、手が握れないときに大陵を使う。

【労宮】（ろうきゅう）栄火穴

- 鍼で内熱、陰熱を除く。
- 手掌のほてる人。ほてるのは陰熱で、冷えの裏返し。鍼をじっと当てているだけでも楽になる。
- 夜間だけの発熱。

【中衝】（ちゅうしょう）井木穴

- 脳充血に刺絡。
- 心下満。

三焦経

【関衝】（かんしょう）井金穴

- 三焦経のすじに痛みが出るとき、刺絡する。
- テニス肘が肩で取れないとき、関衝を使う。
- 激しい症状に刺絡は効あり。一滴でよい。
- ＜五指の痛みを治す＞――注目してよい。
- 白目の血管が怒張したものに刺絡。

【液門】（えきもん）栄水穴

- 指のしびれ。脊椎や膀胱経も診ること。
- ＜腕関節炎＞――効く可能性がある。
- 風邪による一時的な耳鳴り。慢性的なものには効かない。
- 耳の入り口近辺の痛みに効く。
- 臨床上は第三、第四指の間に取る。

【中渚】（ちゅうしょ）兪木穴

- 耳の痛みの名穴。翳風付近を押して痛いときここを刺す。反対側を使うこともある。

【陽池】（ようち）原穴

- 指の故障。指を反らすと痛い場合深く刺す。曲げると痛い場合は大陵。
- 手首の関節炎。打ち込むという感じで刺す。
- ＜間歇熱＞――少陽の熱。

【外関】（がいかん）絡穴

- 腕の使い過ぎで、圧痛のある場合に効く。

【支溝】（しこう）経火穴

- ＜常習便秘＞——会宗と併せて覚える。何か腸に関係がある。灸がよい。

【会宗】（えそう）郄穴

- 虫垂炎の名穴。多壮灸。下痢、便秘もしない、吐き気もなくて右上腹部に圧痛、次いで天枢・大巨辺りもおかしくなる。陰痛から激痛に変わる。脈は風邪のときより速くなる。このようなとき虫垂炎を疑い、会宗の圧痛を診、痛い方に灸。20～30壮で痛みが止まるなら虫垂炎。

【三陽絡】（さんようらく）

- 痛み止めの穴。激しい痛みがあるとき、太めの鍼を刺入。
- 禁鍼とあるが気にしない。

【四瀆】（しとく）

- テニス肘のとき、手三里から四瀆へ向かって響かせる。
- 肩凝りで、腕の回内、回外ができないものは四瀆付近から手先方向へ。

【清冷淵】（せいれいえん）

- ここに鍼して腕がしびれることがある。注意。

【肩髎】（けんりょう）

- 五十肩。臑兪・肩髃・雲門付近をやって後に残る痛みに一発で効く。刺し方がある。

鍼の刺し方

患側の上腕を鼻に付けるように上げさせて刺す。寸6－3番。

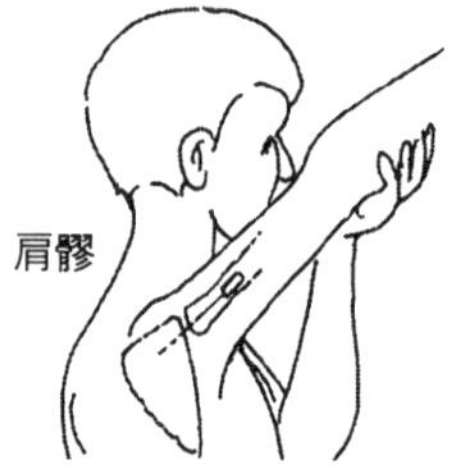

【天髎】（てんりょう）

- 首、肩凝り、首の付け根の凝りによい。
- 高血圧。大杼の方向へ水平刺。寸6－3番。

【天牖】（てんゆう）

- めまいやメニエール病等の場合に浅鍼で置鍼。

【翳風】（えいふう）

- 深鍼の必要な穴、寸3全部。ただし刺し方がある。
- 中耳炎。のぼせて耳が聞こえず、内に熱がある場合。冷えからくる。
- 扁桃炎。深鍼。
- しゃっくり。頭の中心に向かって指圧。しゃっくりは肺兪・至陽でも止まる。また柿のヘタ数個を煎じて飲ませると治る。

【角孫】（かくそん）

- 目の名灸穴。どんな目の病にも７～８壮がよい。
- 本治法として肝兪の灸を併用するとよい。
- 視力は別で腎によると考える。太谿に灸。
- 耳たぶを二つ折りにして、その折り目の頂点の上に取る。

胆　経

【瞳子髎】（どうじりょう）

- 眼球の充血、ただし目尻側のもの。前方より骨に沿って外方に逃げるように水平刺。
- 視力低下にもよい。
- 心臓に関係しているので、心臓の悪い人は腫れることがあるので注意する。

【聴会】（ちょうえ）

- この辺（耳門・聴会・客主人を結ぶ線）は上から下へ刺す。
- 耳の疾患。

【客主人】（きゃくしゅじん）

- 重聴（いきなり耳が聞こえにくくなる、耳がボワンとする。トンネルに入った状態）。
- 歯神経痛（上の奥歯のみ）真下に寸6を刺し下す。
- 下手な刺し方をすると心臓がドキドキすることがある。

【頷厭】（がんえん）

- 片頭痛。頷厭より頭維の方が使われる。

【懸釐】（けんり）

- 風邪、二日酔いによる前側頭部の激痛に効く。

【率谷】（そっこく）

- 消化器に効く。冷え腹。灸してもよい。
- 吐き気、つわりに置鍼。

【完骨】（かんこつ）

- 片頭痛。特に女性の左側。肝、胆をよく診る。
- 不眠症。
- 風池・天柱・完骨は頭の芯にある熱を抜くことができる穴である。
- 乳様突起の骨の裏側に沿うように上に向けて刺入する。コメカミ付近に響くとよい。

【陽白】（ようはく）

- 腹の冷え、胃経の変調から来た膝の冷えに知熱灸がよい。

【風池】（ふうち）

- 通常いわれている風池よりもやや外側に取る。
- 目の奥の痛み。目を半開きにさせ、首、背すじを真っすぐにさせ、同側の目尻を目標に寸３全部。こめかみ辺りがツズツズしてくればよい。普通目の奥にジーンとくる。手を上げさせ合図させる。しばらく留めておく。
- 視野狭窄。
- 脳卒中、高血圧で顔赤く、首凝りの場合百会・天柱・風池から刺絡。
- １か月も抜けない風邪に灸を７～10壮。
- 異感覚やシコリが出やすいからやたらに刺さない。
- 朝、目が覚めて起きようとすると体中が固くなり、手足がしびれて口も利けなくなる奇病。(牛腸五郎先生の体験。『昭和鍼灸の歳月』p. 14 参照)。

【肩井】(けんせい)

- 胆経の中の名穴。肺、大腸の穴でもある。
- 首の側屈ができない。できない方の反対側に刺す。
- 風池に圧痛があるとき肩井辺りを水平刺。
- 婦人科疾患に効く場合がある。使うなら外から斜めに浅く刺す。下手に刺すと流産させてしまうこともある。
- 肺に病があるとき背骨に向けて水平刺して背骨に響かせる。初心者は厳禁。
- 通常深鍼はしない。

【環跳】(かんちょう)

- リウマチ。
- 鼡径部の痛み。
- 坐骨神経痛。冷えからくる陰痛。2寸。
- 婦人科疾患。子宮の故障など。
- 肝経の病で膝関節の痛みも伴う場合。寸6－3番で直刺して、少なくとも膝まで響かないと効かない。

【中瀆】(ちゅうとく)

- 生理を呼ぶ。肩井・三陰交・風市を併用するとよい。ただし妊娠時は早産の危険性がある。

【足陽関】（あしのようかん）

- 関節虚弱。階段が昇れない、立てない症状に灸。陽陵泉と併用する。

【陽陵泉】（ようりょうせん）合土穴、筋会

- 坐骨神経痛がらみの腰痛。
- 坐骨神経痛がらみの足痛。臨泣辺りまたは第３・第４中足骨間に圧痛があるとき。
- 階段を昇れない膝痛。
- 脳卒中の後遺症。
- 体の側面に故障がある場合。脇腹痛、側頭部、側頚部の疾患を治すには陽陵泉をまず刺してから治すとよい。
- 帯状疱疹の痛み止め。
- 三叉神経痛。
- 顔面神経麻痺。
- 陽陵泉・曲池も止血で使うことがある。
- 合穴は逆気をもらす。上の逆気（のぼせ）を下げる。または曲池・三里。

鍼の刺し方

腓骨頭の直上で腓骨頭尖から腓骨頭関節面に打ちこむ。寸６－３番。

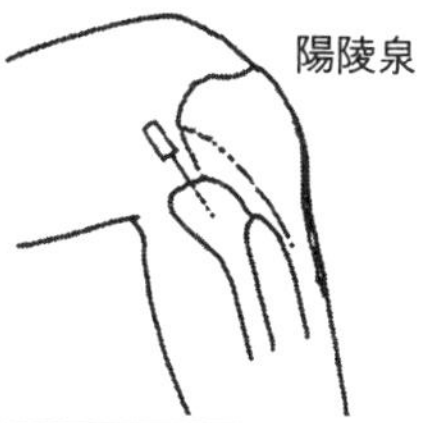

【陽輔】（ようほ）経火穴

- 木が実している場合の片頭痛。

【懸鐘】（けんしょう）髄会

- 頭の奥、芯が痛むようなものは髄の病であり、これを使う。

【丘墟】（きゅうきょ）原穴

- 丘墟の上手な刺し方は生涯の目標とする。
- 全部入れなくても胆経の故障が楽になる。（浅くても効くのは頭痛、胸苦しい、首が曲がらないときなど）
- 股関節が開かない場合。肝を補いながらやることもある。
- 坐骨神経痛に使う。
- 坐骨神経痛のような尻からの痛み。
- 捻挫で発赤、腫脹のときは三稜鍼で乱刺するとよい。
- 捻挫で内側に曲げて痛いとき。外側は太谿。冷やしすぎた場合灸頭鍼を使う。
- 片頭痛。木が実して頭痛になるときがある。
- 首が回らない凝り。側面の病。
- 手、足首が朝激しく痛むとき。痛い風市側の丘墟。
- ＜肋膜炎＞
- 肋間神経痛。胆実の場合。肝虚のときは曲泉を補う。

鍼の刺し方

　仰臥位で膝を立てさせ内踝の下後方（水泉穴辺り）へ向けて刺す。入るところを見つけて寸6－3番全部。

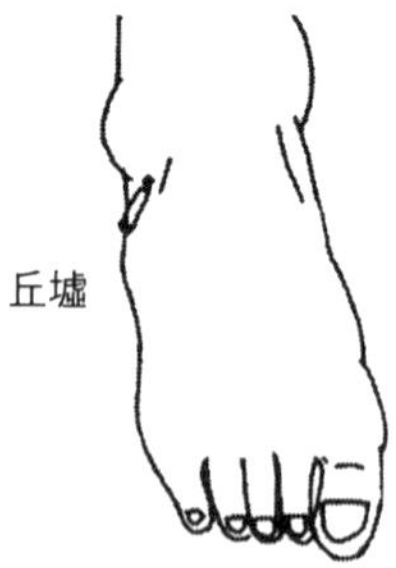

- 胆のう摘出による手指の変形による痛み。寸６。上(手)の少陽を下(足)の少陽で治療する。
- 胆経の流れは深くてスジ張っているので、寸６－３番を使う。
- 丘墟は瀉法で使われることが多い。

【足臨泣】（あしのりんきゅう）兪木穴

- 押して圧痛があれば胆経の病。
- 関節虚弱にして立てない、または階段を昇れない症状には臨泣に圧痛あり。陽陵泉を使う。
- 足底痛。足の裏の皮に届くまで深く刺して響かせる。ただし皮を突き破らないこと。

肝　経

【大敦】（だいとん）井木穴

- 小腹の差し込むような、引きつれるような、疼くような激しい痛みに効く。痛みが止まるまで留鍼。
- 生理痛など婦人科の痛み、前立腺炎、睾丸炎等の男性の急性症状の痛みに効く。
- 心下満、胸脇苦満。症状の激しいもの。
- 太谿と一緒に使うと効果がなくなる。
- 肝臓そのものの病。

【行間】（こうかん）栄火穴

- 湧泉辺りの足底痛で、足が地につけないとき寸６－３番以上。胃経に向け、足の裏の皮に届くまで深く刺して響かせる。皮を突き破らないこと。
- 手に力が入らないとき。肺の証。肺の兪穴と脊際の置鍼を併用する。
- 婦人科の痛みに使う。火穴の瀉法。
- 難経七十五難。竹山晋一郎先生が鍼師神戸源蔵氏に打った鍼。尺沢を併用。（『昭和鍼灸の歳月』p. 300 参照）

【太衝】（たいしょう）兪土穴、原穴

- 胸脇苦満。特に右が痛む場合。
- 太衝を補うと心が補える。鳩尾を押圧するとツンと痛むもの又は動悸があるときは太衝を使う。みぞおちの硬結は胃の延長かも知

れないから、三里に打ってみるか、取れないときは太衝を使う。

- 高血圧で、めまいその他後頭部に異常のあるとき灸をすることがある。側頭部は合谷の灸。しかし太衝の灸はやたらにやらない。
- 冷え、上実下虚をとるには、太衝・百会に置鍼するとよくとれる。
- 尿道、睾丸炎、前立腺炎等生殖器異常に効く。肝の邪熱を瀉す。

鍼の刺し方

指を押し上げて止まる所の少し手前から30～40度くらいの角度で少し胃経に向けて刺入する。原穴であるから補的にゆっくり刺し、ゆっくり抜く。寸6－3番。

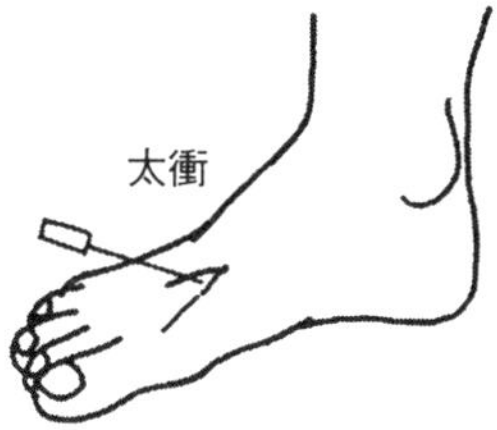

【中封】（ちゅうほう）経金穴

- ギックリ腰の名穴。寝返りができない腰痛。
- 丘墟で股関節が開かないとき、中封と曲泉を使う。その場合は曲泉を先にする。陰の肝経を強くする。
- 脇腹がくすぐったい人に使う。くすぐったいのは肺の証で経金穴。

鍼の刺し方

仰臥位で膝を立て、指頭で押して圧痛のあるすじを確認し、鍼先がそこへ行くよう内踝を回り込むように表皮と真皮の間に刺入し、その深さのまま水平刺。寸3－2番。

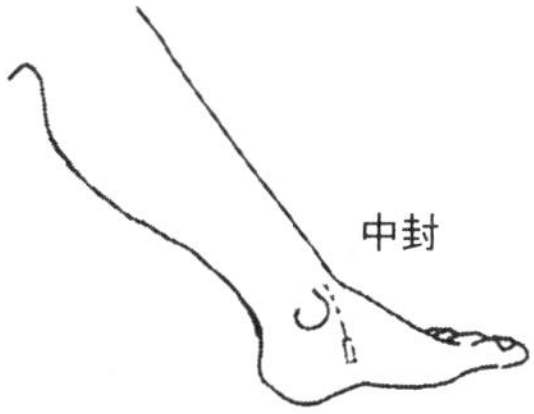

- 婦人科疾患の下腹痛。腹が温かくなる。三陰交以上の名穴。気を動かす所。
- 咳をして胸や背中の筋肉が痛い場合。肝経の肺の穴。
- 神経性や心因性の頭痛、妊娠時の頭痛のひどいものには液門・中封。
- 中封の刺し方は、一生の宝とする。

【蠡溝】（れいこう）絡穴

- 骨盤内臓の消炎作用に有効。足の親指の炎症にも、何故か判らないが有効である。

【中都】（ちゅうと）郄穴

- 婦人科の痛み、生理出血が長引くものに使う。
- 痛みのある場合は鍼、そうでないものは灸がよい。

【膝関】（しっかん）

- 内股の上方に引きつれのような状態には鍼。
- 膝の内側の痛み。

【曲泉】（きょくせん）合水穴

- 膝の内側の一番高いところの真下から鼡径部に向けて、皮下に沿わせて水平刺。
- 肝虚証は曲泉ではなかなか補いきれない。少し元気をつけるというような場合に使う。強力に補う場合は腎兪・大腸兪・小腸兪に深鍼の置鍼。
- 下腹が冷えて、腹が張ってゲップやオナラが出て苦しいのは、曲泉を下から上に向けて２～３ミリ刺入して留鍼。これを深鍼すると下腹の張り、子宮異常に効く。

- 丘墟でも股関節が開かないとき、中封と曲泉を使う。その場合は曲泉を先にする。陰の肝経を強くする。
- 鼡径部痛。
- 婦人科疾患からきた腰痛。水穴。肝の母は水だから補法。
- 風市辺りが特に痛いのは、胆ではなく肝の曲泉を補う。
- 左の天枢の下にシコリのある女性は、腎か肝の瘀血。曲泉または水泉を使う。
- 曲がり角の穴（四関穴）は内臓を支配する。
- 血海辺りを押して痛い膝痛に、関節の中に寸６を打ち込む。
- 膝痛ですべての治療をして効果が出ないときに垂直に刺す。
- 冷えのぼせで、顔がカッカするとき。女性に多い。

【陰包】（いんぽう）

- 早産、流産の防止に効く。不妊症にも効く。重症には灸。

【章門】（しょうもん）脾経募穴、臓会

- 慢性の下痢に灸。

【期門】（きもん）募穴

- ある種の肝に効く。肝臓の病には手足の穴と兪穴を使って治療する。

Du

督　脈

Du 1

【長強】（ちょうきょう）

- 腰痛。曲げるとある角度で痛い腰痛は尻、仙骨の故障。長強の脇から仙骨部を刺し上げる。
- 背骨の故障は督脈で取るが、この長強で背骨がピシャリと治ったり、鬱血が取れたりする。背中の刺し下ろしと長強の刺し上げと両方必要である。必要に応じて大椎・膻中の灸もよい。
- 任脈の故障。衝脈（長強）は任脈と同じ子宮から出ているので、婦人科疾患には威力を発揮する。
- 痔。両側を刺し上げる。
- 背骨の下端にあるので井穴と同じ使い方がある。下から上に向けて刺す。
- 会陽穴（p. 58）参照。

Du 2

【腰兪】（ようゆ）

- 腰痛。骨がらみの腰痛で、座っているとウズウズして、背伸びが出来ず、後ろに反れない。仙骨部に深鍼をする。圧痛のある場合に多壮灸もよい。
- 下肢の冷え。灸がよい。しかし次髎・中髎の方が効くことが多い。
- 坐骨神経痛、脱肛のときに効くことがある。横から打つ。
- くぼみを指頭で押さないと圧痛がわからない穴。

Du 3

【腰陽関】（こしのようかん）

- 腰痛。腰が折れる所で支点になる所。伸ばしも曲げも出来ないときは、この陽関の両脊際を挟むように骨にギリギリに刺入する。
- 膝関節炎。
- 骨粗鬆症。灸。
- 治効からいうと、膀胱経の大杼のようである。膝の痛み。

Du 4

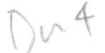

【命門】（めいもん）

- 腰の重要な穴で、灸をすると腰の痛みやだるさはほとんど取れる。押してのけ反るような痛みは督脈の病である。
- 下半身の出血、生理による出血が多いものや、いつまでも長く続くものには両側骨際スレスレに刺入して置鍼するか、多壮灸をすると止まる。

【懸枢】（けんすう）

- 背骨の痛み。

【脊中】（せきちゅう）

- 脱肛のとき脊中・命門に灸をし、承山で大腸の熱を瀉す。
- 腰痛。

【筋縮】（きんしゅく）

- 場所的に筋に関係している。肝臓の裏側。肝は筋を支配している。

Du 9　below T7

【至陽】（しよう）

- 至陽は肺と関係が深く、胸に故障がある人や肺虚証の人の治療穴。

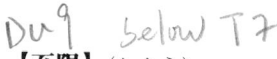

- 至陽は火の穴である。力のない咳（心臓性の咳）に灸をすると心臓も強くなる。
- 食欲に変化はないが、味がしない（心の作用）ときは灸。大都も補う。
- 舌が乾いて唾がよく出ない人は、至陽に圧痛がある人が多い。治療点は大都。
- 至陽は陽の始まりであり、陰陽が交流するところである。膻中に圧痛があって、のぼせ、上気、喉の腫れがあり脈が速いのは至陽の灸。
- 喉のつかえ、嚥下困難は膻中と至陽の灸。
- 至陽は指圧でも効く。

【霊台】（れいだい）

- 霊台・神道付近は胸部疾患に使う。心と肺。
- 霊台は心臓の別名。

【神道】（しんどう）

- 心は目に見えないもの、不思議なもの。
- この辺りは胸部疾患に使う。膻中付近がモヤモヤして咳が出て、朝も咳払いをして痰を出さないとスッキリしないときなど。
- 心は舌、味を見分ける。
- 健忘症に灸。

【身柱】（しんちゅう）

- 小児の万病によい。風邪、喘息、鼻血（虚弱体質の脾虚証）。ヘルニヤ、寝小便、夏バテの下痢など。知熱灸。

- 風邪の穴。少し咳、鼻水、寒け（ストーブの前でも寒い）がするようなときに効く。まだ熱は出ず、皮毛に風邪が入ったときである。長引いた風邪には効かない。
- 喘息の名穴。
- 鼻がいつもつまっているときは身柱の知熱灸プラス風門・上星・百会。
- 腋臭には小さな灸。

【陶道】（とうどう）

- 鍼の場合は陶道の横からのどぼとけへ向けて打つ。寸3全部。熟練を要する。
- 声がれのとき灸をする。灸をすると声がよくなる。
- 喉や気管支の故障、喉の使い過ぎ。

Du14

【大椎】（だいつい）

- すべての陽経がここで交わるので陽を補う一番よい穴である。ここに灸をすると、寒さも取れるが熱も取れる。マラリアには多壮灸で熱が取れる。
- 骨の病（大杼のかわりに使う）。尾骨の打撲（百会を併用）、首が据わらない、指先のシビレ。
- 脊髄の病（カリエス）に灸。
- 半身不随には灸を毎日。
- 肺に関係している。
- 風邪に用いる。

【瘂門】（あもん）

- 声、言葉に関係している穴。
- 鍼先は必ず下に向け、１センチぐらい刺す。延髄に打つと本当に声が出なくなる。
- 心因性言語障害。
- 灸はしない。

【風府】（ふうふ）

- 風の集まる所。
- 風邪が進んだ状態で、眼がつらく、無汗、洪脈で、頭項が凝っているとき、風府から上に向けて刺入して汗を出す。
- 蓄膿症の名灸穴。風府の両側、上天柱に10～20壮の灸。
- 上部の血止めの穴。鼻血など。

【脳戸】（のうこ）

- 頭の皮と骨の間に刺入。留める鍼。

【後頂】（ごちょう）

- 前から後ろに刺し、留める。
- 百会と似た治効がある。
- 首の凝り。

【百会】（ひゃくえ）

- 使用範囲が広い穴。本当に悪いものを治す。陽を補う穴であり普通は灸を用いる。気持ちよく感じる場合が、適応症と考えてよい。

- 灸の場合せいぜい7～10壮、顔が赤らむほどやらないこと。
- 熱いと感じなければ、多壮しても問題ない。頭が尖っている者に対しては、その両側に灸をする。
- 耳を前へ折り曲げ、上方尖端の直上で、正中線と交わる点を含めその前後に取穴。刺鍼は、普通前から後ろに斜刺する。
- 立ちくらみがして、百会辺りがぶよぶよの場合。散鍼。
- のぼせ症状（頭重、首凝り、赤ら顔、目の奥がはっきりせずぼんやり、実証の肩凝り）に刺絡、場合によっては乱刺。
- 脈が浮、大、数の場合は刺絡。血は出るにまかせる。出が悪ければ少し搾ってみる。
- 高血圧。
- 灸。湧泉・然谷を併用する。百会を熱がるようであれば、代わりに湧泉・失眠を使ってみる。
- 腎性高血圧、多尿で腰が痛い場合、腰に灸頭鍼、百会に灸。
- 眼も開けられない頭痛、脳溢血の前駆症状に血を一滴出す。
- 低血圧で、耳鳴りがするものに灸をするとよくなる。
- 痔の名灸穴。
- 患場が腫れて熱をもっている場合、刺絡して熱を出し、中極に灸を続ける。
- 脱肛、切れ痔（痛み、出血性）によく、イボ痔には効かない。
- 虚証で初期の風邪。
- 鼻水が出て、うすら寒い。風邪で頭が割れるように痛い。
- 女性の肩凝りで百会を押して気持ちいい（頭の芯に響くと患者は言う）のは灸。心臓が弱い場合もある。
- 精神安定。頭を軽くする。記憶力の乏しい子、落ち着きのない子。
- 頭がかゆくて、フケが出ない場合。

- ものの味がしない、匂いがしない。
- 蓄膿症。灸。合谷を併用。
- 鼻水が出る、鼻水が喉に下りてくる。毎日５～10壮２週間つづける。
- 鞭打ち症で、手の指のシビレに灸。

【前頂】（ぜんちょう）

- 鼻の故障。

【顖会】（しんえ）

- 百会と同じような治効の穴。蓄膿症でにおいを感じないときによく効く。しかし百会ほど期待できない。百会ほど灸はできない。

【上星】（じょうせい）

- 鼻づまりの名穴。灸５～７壮で通る。鼻づまりは熱、鼻水は冷え。
- 髪の生え際から上へ爪を立てて押していくとツーンとする所。

【神庭】（しんてい）

- 前頭部痛（食べ過ぎに多い。目の開けられない程の痛さ、胃から来た頭痛）に鍼。
- <角弓反張>――白目をむき出してひっくり返る（癲癇）に神庭をグッと押す。

【素髎】（そりょう）

- 酒皶鼻《しゅさび》。酒で赤鼻になった人に刺絡をして脳卒中を防ぐ。鼻が、スッとして、首の凝りが一度でとれる。即効性がある。

【水溝】（すいこう）

- 気付けの鍼、５番以上（高い所から落ちたり、癲癇でどすんと倒れたとき）。
- 人に抱えられて来るような骨の故障の腰痛。督脈の病最たるとき。
- 背骨を押して、全部痛いときの腰痛。
- 上前歯の痛み、グラツキ。

任　脈

【会陰】（えいん）

- 生理痛。
- 蘇生の鍼。昔は溺れて死にかけている人の会陰に鍼をして生き返えらせたりしたが、今はほとんど使われていない。

【曲骨】（きょくこつ）

- 腎虚の冷えに灸。三陰交と腎兪に灸頭鍼を併用する。
- 膀胱炎。
- 尿閉に鍼。恥骨の下に刺入する。
- 婦人科関係。
- 刺して膏肓に響かせる打ち方がある。

【中極】（ちゅうきょく）膀胱経募穴

- 不妊症によく効く。灸２～３か月毎日。不妊の人は、脈が細、遅、消え入るような脈。唇乾きやすく、顔がほてり、腰から足先が冷える。
- 足の裏、甲のむくみに灸。失眠の灸や腎兪の深い灸頭鍼を併用。
- 尿がよく出ないとき、灸を10～15壮。鍼は斜めに刺し下す。寸３－２番。響いたら抜かないと男性はインポテンツになる。関元も同様。
- 不感症。関元を併用。
- 尿もれに中極の灸。膀胱の筋肉を締める。
- 10歩歩いて休むような人は腎虚。中極に灸10～20壮。次髎・大杼・百会を併用する。背すじそのものが弯曲している。胃腸の弱い人に多い。特に若い頃から胃腸が弱いと腎虚になる傾向あり。

【関元】（かんげん）小腸経募穴

- 関元は肝、脾、腎の３陰が交わり先天の気、後天の気を養うので、多壮灸すると下痢や便秘によい。下痢は腸からだけではなく肺、胃からも来る。
- 水様便に超多壮灸、これに勝るものなし。
- 不妊。婦人科疾患専用の穴と思ってよい。婦人科なら何でも効く。予防にも使える。妊娠中は控える。
- インポテンツの治療穴。
- 腎虚を多壮灸で補う。

【陰交】（いんこう）

- 老人性腎虚からくる腰痛。多壮灸。
- 腰に鍼を打っても治らなかったとき、灸を５～１０壮。

【神闕】（しんけつ）

- 冷え込みがひどいとき塩灸。ぬるい程度で止める。
- 内臓が直接表に出て来ている場所である。

【中脘】（ちゅうかん）胃経募穴、腑会

- 灸が良い。先ず間違いなく効く。
- 胃の悪いときに灸をする。
- 胃の不調による下痢。腸の場合は関元。
- 腑会穴であるから、六腑の変調に用いる。

【鳩尾】（きゅうび）

- 毒物を飲んだとき吐かせる穴。
- 深鍼すると即死する場合がある。

【膻中】（だんちゅう）気会

- 心の募穴的作用をもつ。
- 圧痛のあるときは心臓か肺か胃からくる痛みである。知熱灸がよい。太谿穴（p. 70）参照。
- 力のない咳に至陽と組み合わせて知熱灸がよい。表裏の関係。
- 肋間神経痛に止めの灸。知熱灸、半米粒大５壮ぐらい。
- 嚥下困難。
- 呼吸など胸の故障。

【紫宮】（しきゅう）

- 膈《かく》噎《いつ》翻《ほん》胃《い》の場合、膻中に知熱灸をし、紫宮に散鍼をする。

【天突】（てんとつ）

- 咳のとき、痰を出すとき。
- 喉の痛み。

鍼の刺し方

仰臥位にさせ背にあてものをしてアゴを上げさせる。胸骨の裏側に沿って寸３の鍼で刺し下ろす。くすぐったくなったら留め、咳が出そうになったら合図をさせて抜く。

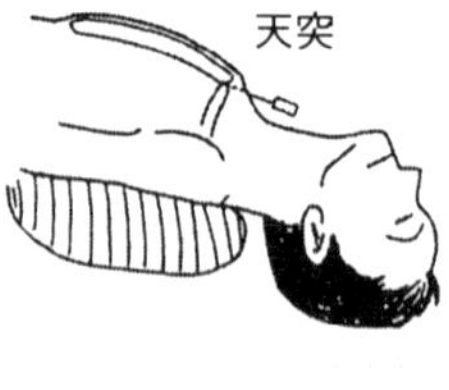

【承漿】（しょうしょう）

- 取穴はアゴの先から上へよく探り指先が入る所を見つける。
- 下前歯の痛み、ぐらつき。
- 歯槽膿漏。
- 下腹部のわだかまり。
- 鍼のみの穴。

奇　穴

【印堂】（いんどう）

- 眉間の中央。
- 子供の鼻水、鼻づまりに知熱灸。１壮で瀉法。
- 鍼は印堂から鼻の付け根に向けて打つ。

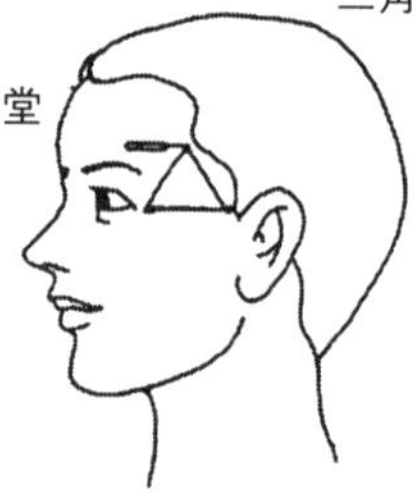

【三角点】（さんかくてん）

- 頬骨弓の上縁に沿って水平に引いた直線を底辺とする正三角形の頂点。
- 三叉神経痛の名穴。激しい痛みのとき、少し手前から水平刺。

【裏環跳】（うらかんちょう）

- 坐骨神経痛の名穴。２寸以上。
- 肝経にまつわる病に効く。（帯状疱疹など）
- 大鍼を使うこともある。
- 股関節が開かない人で、丘墟で治らないものに使う。３寸以上。
- 大転子の円周を外側に回り込んで、胆経の延長線上に圧痛点を探る。

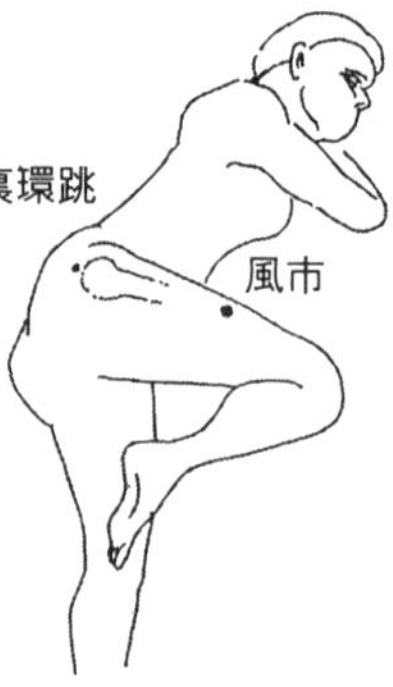

【風市】（ふうし）

- 生理を呼ぶ。肩井・三陰交・中瀆を併用するとよい。ただし妊娠時は早産の危険性がある。

- 胆経の状態を診る穴。
- 脇腹から首まで、胆経が張っているのが取れる。
- 大腿外側正中線上。膝上７寸。

【膝の中央穴】（ひざのちゅうおうけつ）

- 膝痛。階段を降りるときに痛い。降りるときにガクッとくる。
- 梁丘と血海の中間点。膝蓋骨上縁より２寸。骨に届く寸前まで垂直刺。留鍼し、力をつける。寸６－３番。
- 決め手にはならない。

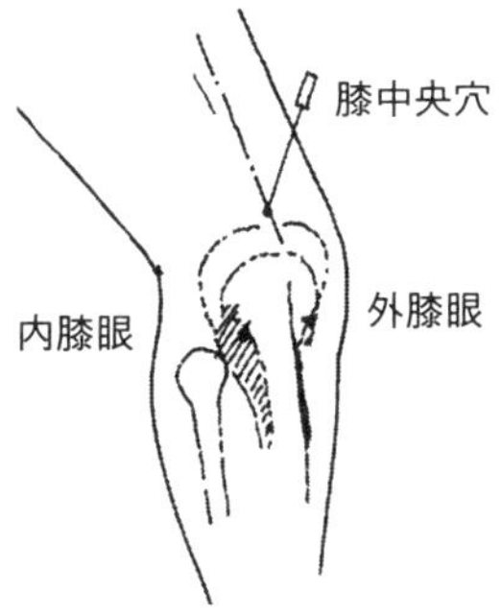

【膝眼】（しつがん）

- 膝痛。血海・梁丘付近で圧痛を確認し、痛みのある側の膝眼へ刺す。膝蓋骨の下、両側の陥中で一番へこむところ。膝を球に見たてて、その中心へ向けて打つ。病巣へ届かす。寸６－３番。

【泉生足】（せんせいそく）

- 食あたりの下痢、嘔吐に灸。
- 足の第２趾の裏の第２節中央。

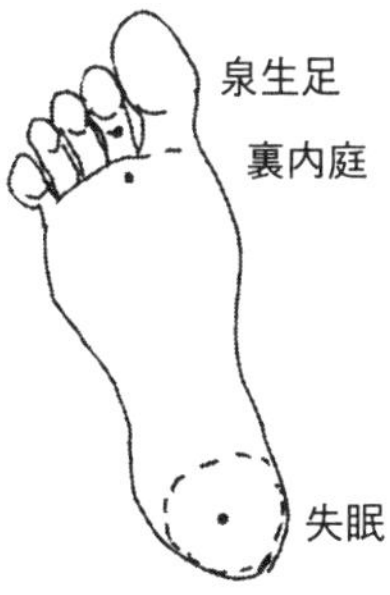

【裏内庭】（うらないてい）

- 食あたりの下痢、腹痛、気持ち悪い、吐く。左右に灸して熱さが同じくらいになったら止める。

- 足の第２趾、趾腹の中央に墨点をつけ、足底に折り墨点が付いた所に取る。

【失眠】（しつみん）

- 足のむくみに、熱くなるまで灸。足の甲、大腿のむくみがとれ、小水がよく出るようになる。
- 不眠症の穴というが、当てにならない。
- 風邪、寒邪からくる水の病。
- 足底根部の正中央。

付　　編

「腹診・腹治」の提唱

上地　栄

はじめに

「経絡治療はやりたいが、脈診がむつかしいから」とは、以前も今も修業者からの共通の声である。診断のないところに治療はない。経絡治療は確かにその診断を脈診だけに託した感がある。

しかし、人は言うかもしれない、古典の診断法には望・聞・問・切の四診があり、脈診はその中の一つにすぎないと。だが多くの諸氏の臨床を見ていると、実際にはどうみても脈診中心のように見える。早い話が、脈診をしない経絡治療家はいないこともまた確かである。

その脈診も、種々あるうちで六部定位脈診が主体となっている。そしてその目的は、何経に変動があるかをみるため、とされている。何故ならば、経絡治療は経絡の変動を調節するにあるとされているからである。

経絡の変動といっても、虚実の二者しかない。つまり虚するものは補い、実するものは瀉すの二つだから。理論的にはこれだけのことである。だが、補うとはどういうことかといえば、虚するものはその母を補うということ、その母とは、五行の相生の理論からその母の経または穴を補うことである。そのためには、五行穴を相応に運用すればよい。実を瀉すとは、その反対の手順でやればよいことになる。これには補瀉の鍼の手技などが加味されるが、経絡治療とは、詮じつめれば大よそ以上の通りに尽きる。

それで病気が治るか、とは批判者から常に反問されることであるが、勿論それだけではない。

　そこまでは本治法であって、同時に標治法が施される。

　標治法は主訴に基づいて、直接、病んでいるところ、病む処などに鍼・灸の治療がなされるわけであるが、それには本治法のように決まった法則などあまりなく、施術者個々の技量によって、様々な手技が行われている。

標治法の効用

　標治法は早く言えば、経絡治療の出現（昭和10年代、1940年ころ）以前の鍼灸治療方式であり、名灸秘鍼といわれる類のものや、穴の主治症に基づいて行われるツボ療法であったり、奇経治療や、置鍼中心の治療や、「特効穴治療」などと多種多様である。言ってみれば、各自思い思いのことをやっている、といったところが実状ではないだろうか。

　極端に言えば、経絡治療の本治法といわれる部分を除いてみると、従来の治療法とさして変るところはないのである。現に脈診をしない治療家であって、けっこう成績を挙げ、患者の信頼も得て盛業を重ねている人も多い。むしろ数から言えば、この方が多いのではないか。

　筆者は各地の治療家を訪ねることが多いが、その印象では経絡治療は決して日本の鍼の本流になっていない。なかには鍼治療ではあるが東洋医学ではない、と思われる種類の治 療法がまかり通っていたり、色々の器具だけで営業がなされていて看板には鍼灸院の文字 が大きく出ている、というのもある。しかしそれらは、人それぞれであり、他人からとやかく言われる筋合はないものだ。法規に基づいて営業を続けて繁盛しているだけなのだから……。

患者の苦痛を除去する治療

しかし、同志諸氏よ。同じ鍼灸に生きるなら、より簡単で、より確実に病苦を除去できる手段・方法を身につけたいものではないか。しかも患者に、苦痛を与えることなしにである。それが本来の〔経絡治療〕でなければならないはずのものである。

ところで、経絡治療において本治法と標治法とは車の両輪の如く、一体のものといわれながら、もし脈診が的確でなく、本治法の治療が無意味だったとするなら、その分だけいたずらに時間を費やしたばかりでなく、患者の苦痛は減少せず、あるいはかえって増悪させる結果になる。それでは標治法だけの治療より、かえってマイナスの治療になってしまうのではないか。

筆者は決して経絡治療否定論者ではないし、脈診不要論者でもない。脈診だけですぐれた治療成果をあげている若干の士がいることも知っている。過去には経絡治療の生き証人といわれた八木下勝之助翁がおり、終生脈診一本で貫き通したことで知られている。一度みんな揃って翁の墓参でも企画したいものとも思っているほどである。

だが近年、脈診に自信をもつ人は少なくなっているのではないか、あるいは知っているような顔をしてただ習慣的に脈を診ている人もいるのではないか。ただ五行穴をマジナイ的に使って後はそれぞれの得手に基づいて標治法だけの治療をつづけている、というのが実態のように筆者には思えるのだがどうだろうか。

（なお「六部定位脈診」という名称は、岡部素道、井上恵理両氏が「六部の脈」を互いに取り合っているうちに、寸、関、尺に当てる一定の指の位置という意味で「定位」と名付けたもので、古典にあるものではない。）

「腹診」を取り上げるわけ

そこで、表題に掲げたように経絡治療に「腹診」を加えてみてはどうかと提唱しているのである。そんなことは今更言われなくてもとっくにやっているという人もあるかも知れない。また、色々言いたい人もあるかと思う。

［腹］の診ようについては古くから数多くの人によってなされ、著書も数多く残されている。昭和初期に経絡治療を誕生させた諸先輩も、当然それを知っていたし、腹診の重要さも唱えていた。だが総じて、腹診は湯液の人々のもので、鍼灸は脈に力を注ぐべきだと意識的に重点を移していった経緯がある。

筆者は、腹証によって薬方が決まるならば、同じ人間の体であるかぎり、腹証によって鍼の打ち方だって決まり、それによって腹証も変わるのではないかと考える。この着想は、別段筆者だけでなく誰でも考えることかも知れないが、これは筆者が日常やっていることでもあり、一部の人々には披露していることでもあるが、［腹診］を知らなかったという人も案外多いので、ここでそれを訴え、ことに脈診に自信のない人々に運用してもらいたいと思ったのである。

これを活用すれば、臨床に困ることなく「飯喰うこと」には困らない治療ができることは確実だからである。お互い他人の苦痛を除るだけの善意だけでは生きていけない。まず 自らの生きる道を考えることが先である。

まえおきが長くなったが、以上は是非述べておかなければならなかったのである。その意を汲んでいただきたい。

「腹診」と「腹治」と

〔腹診〕という言葉だけの意味は「お腹を診て病気の状態を知る方法」

と解されるが、筆者が述べるものは、表題に〔腹診・腹治〕という耳馴れない用語を掲げたように、ただ腹をさわって病気を知るというだけでなく、腹をさわって異状（特に硬結）があったならその場でそれを除去することである。[診断即治療] という言葉はこのためにあるかと思われるくらいである。

この種の着眼は、小林詔司先生の会（積聚会）でも実施してその普及に努力されているし、竹村正先生の会（紘鍼会）でも別な運用で実施されている。そういうことを頭に入れながら、ごく基本的なことだけを紹介しておくことにしたい。

〔腹診・腹治〕のすすめ（その方法と技術）

まず、腹を臍を中心に上下に分けて、上を臍上鳩尾（みぞおち）までとし、下を恥骨までとすれば、臍上の中脘辺りから上脘付近までに、主として卵型（大小色々の形がある）の硬結が触れ、圧えて圧痛があれば（ないのもある）足の三里（主として左）に（やや上方に向けて）刺鍼（補瀉あり）すれば殆ど間違いなく硬結は消える。

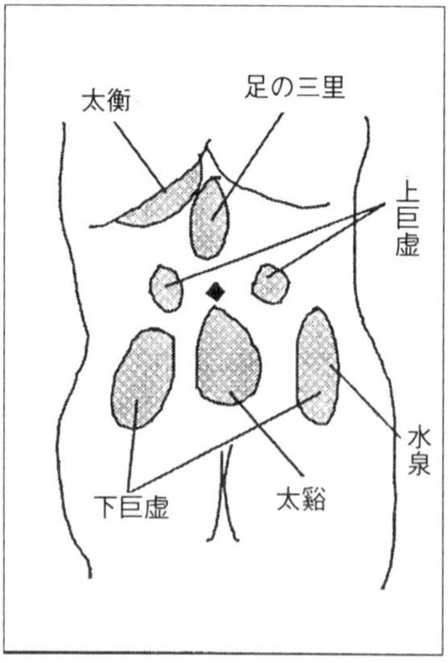

その後同処を圧えてみると軟らかくなっていて「お腹が楽になりました」と患者は言う。

[小さい硬結のときは……]

もし同所に、それほど著明でない硬結があって全体に力なければ（動悸などあり）、脾経の大都・太白に補鍼の場合もある。これは、患者が主訴として、胃がもたれる、あるいは医者から胃炎といわれたなどの場合もあり、本人は特に意識していない場合もある。こういった場合には本人の自覚なしに治療をすることである。また、他の症状で来院した場合でも、この方法でその症状が楽になることが多い。その点は以下同様である。

[臍下の場合は……]

次に、臍下の関元・気海辺りのしこりであるが、これには二、三の種類のものが現れやすい。婦人なら子宮筋腫または同種のもので、ここは腎に属するものが多く、太谿の主治になるものが多い。特に中極・曲骨辺りのものは的確にとれる。ただし太谿の刺し方にはコツがあり、骨の端を潜らせるように斜め上に鍼を向ける。できれば寸六の三番が望ましい。これによって胸部の痛みなども楽になることがある。これは腎経が胸で終わっているからであろう。

[天枢付近は……]

次に、臍を水平にした線で天枢付近のしこり圧痛は胃経の三里の線、上巨虚辺の刺でとれる（上に向ける）。天枢よりやや下の場合は下巨虚辺に刺すようにすればよい。

このような場合は、便がゆるいか下痢していることが多く、問うてみて的中すると患者はびっくりしたりするものである。脈を診てやや浮いていて少し早いと思ったら、風邪が肺から陽の大腸経に入ったと見て曲池に直刺（右）すると右の天枢の圧痛としこりは消える。天枢は大腸の募穴だからである。この場合は右だけの圧痛（天枢）のことが多い。風邪がおなかに入っていたというのは、このことをいう場合がある。

[俗に胸脇苦満といわれる場合は……]

臍を中心に縦の線（任脈）右側（向かって左）の季肋部（肝臓の部）に強弱はあるが、張って硬くなって圧すると痛みがある場合は、勿論大がい肝臓が悪い場合が多く、本人が訴える場合は勿論だが自覚がなくても、これを除いてやれば頭の重さ、高血圧、または眼がかすむ、不眠などが即座に楽になることがある。これは心下満を主るとされる肝の証の井穴の主治であるが、必ずしもそうではなく、原穴の太衝の刺（寸六の三番をやや深く）で八、九分通りとれる。

左右に及んで張っている場合は井穴を用い、場合によっては木の陽の胆経の原穴丘墟のこともある。虚実によるものである。面白いのは左側の同処にはあまり現れないことで、たまに現れても左側の太衝では的確にとれないことがある。諸氏の研究を待ちたい。

[男女に差がある……]

次は臍の横の線から下で、天枢の下寄りまた外側になると、男は大体大腸または小腸の故障で、やはり両側それぞれの上巨虚、下巨虚であることは先に述べたことに準ずるが、女性の左側は殆どが婦人科関係で、肝経または腎経の原穴を用いなければならない。ひどい圧痛のある場合などは、腎経の郄穴水泉に直刺すればよい。ただし一センチ刺入できないと効かない。

[腹側面の刺は……]

また、血海の刺の場合もある。鼠蹊部の索状のひきつりで、触診するとくすぐったがり手を払い除けようとすることがある場合は、中封の適当な刺が必要になる。この刺もコツがあり、皮下を潜らせるように斜め上に刺しあげるようにする。これは肝経にきたギックリ腰の治方に似た刺し方である。これで側胸部の痛みなどもとれる。

[臍のまわりは……]

そのほか、部分としては臍を巡ってその下に卵を立てたようなしこりがあったりするが、これは脾そのものであり、手足の要穴ではなかなか消えない。その場合は伏せさせて対象となる兪穴からの寸六または二寸三番ほどで置鍼してみると、それで大概はとれるが完全にいかない場合が多い。痞根の穴を上手に用いてみるテもある。

おわりに

あらまし以上の通りであるが、これはごく基本的なことで、人によって個人差と病状差 は様々であり、個々に合わせて加減して用いる必要がある。だが少なくとも脈は眼にみえないが腹は見えるし、触れれば異状は誰にも判ることなので、脈診に難渋する人は、まず〔腹診・腹治〕を運用して治療の実績を挙げながら、ゆっくり脈診のことも修得していくようにすれば、じっくりと経絡治療の奥義にせまれるのではないだろうか。

なお書き残したところもあるが，またの機会にしたい。諸氏の追試・批判、あるいはご指導を得たいと希う次第である。

（『経絡治療誌』117号、平成6年4月）

五行の証候

【肺】

- 肩は肺がつかさどる。
- 咳は肺の変調である。身柱・尺沢（心の変調もある）。
- 風邪は首を含む背中の上部、肩からひくもの。
- 鼻づまりは熱。上星・百会。
- 鼻水は冷え。身柱・風門の灸。
- 寒気は肺の証。
- 腹の異常は肩凝りとして出る。
- 肩の凝りは肺兪・大杼辺りから刺し下ろす。
- 麻痺、痺れは肺の病。

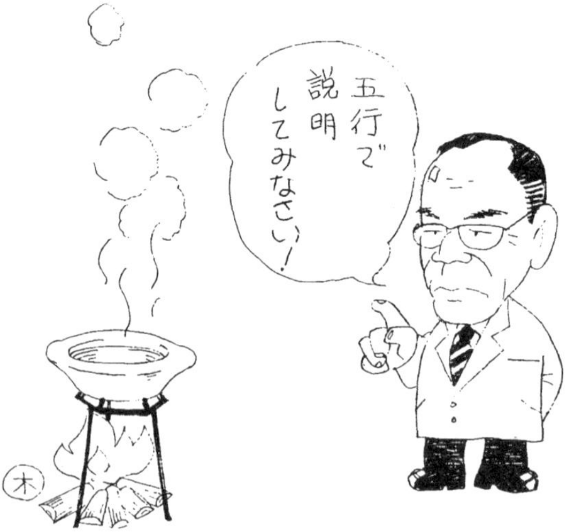

- 脾は肺の母と理解する。胃を丈夫にすると肺が楽になる。
- 頬が桃色は肺の熱。
- 男の皮膚病は肺の証、女の肌荒れは肝虚。
- 鼾《いびき》。
- 呼吸困難。呼気──→肺の作用。吸気──→腎の作用。
- 小便が赤いのは内熱（内熱のあるときは色が付く。朝の黄色は正常だが夜まで濃いのは熱がある）。

【脾】

- どちらかと言えば腹は空かないが食べられるのは脾虚（腹は空くけれど食べられないのは腎虚）。
- 全身倦怠（四肢は脾がつかさどる）。
- 関節は脾（肉という意味で）。
- 腹皮拘急（腹が筋張っているのは脾虚証。ただし肝虚の場合もある）。
- むくみは脾を丈夫にすることが必要（下腿－大腿－尻－足の甲－足の裏までいくと助からない。失眠・中極の多壮灸、膀胱兪の灸頭鍼）。
- 吐き気、ムカムカは胃の変調虚実あり（悪阻－胃の熱）。
- ムカムカ、ゲップは癌か潰瘍の疑い。

  癌……便秘がち、触診ではっきりする。

  潰瘍……胸やけ、サツマ芋、フライ類を食べると悪化する。
- 高熱の場合で胃に熱があるときパインの缶詰がよい。
- 脾虚で足は冷えない。ただし湿って冷えるのは脾虚。
- 物の味がしない。脾と心－至陽＋大都。

- 脾虚は温かい物を中心に摂取させる。
- 公孫穴は刺すか刺さない程度だが、刺すことはしなくてはいけない。
- 背中の潤いがなくなるのは脾虚。
- 寝て動かなくてもウズウズする腰痛は、脾虚－腰に置鍼または灸頭鍼。
- 朝起きると重だるいのは脾虚証。
- 大飯を食らうからといって脾が丈夫だとは限らない（肝虚の場合もある）。
- 前頭部の痛み、食べ物がこなされていないのが原因となることが多い。頭維に鍼。
- だるいのは脾、特に脚がだるい（重いのは腎－寒あり、階段をエッチラオッチラ上がる）。
- 瞼、唇が白いのは脾虚。
- 口がカラカラは胃実……口渇（唇がカラカラ……女性の肝虚にもある）。
- しいて言えば朝食が食べられないのは脾虚。
- 眠れない（胃がおさまらない）。
- 面病はもっぱら胃に属す（陽明経）。
- 面が赤いのは胃熱、白いのは胃虚（頬だけ桃色は肺の熱）。
- 胃熱で口苦（胆嚢の場合あり）。
- 舌の苔は脾の熱。
- 歯茎は脾……歯槽膿漏（歯そのものは腎）。
- 乳汁不足（乳房は胃の管轄）。背中の小腸経－天宗。
- 脹満は脾胃……腹の皮が張る（水腫は腎）。
- 痩せ型と痩せているのを混同しない。

- ものもらいは脾虚が多い。
- 手足が湿るのは脾虚。

【心】

- 動悸は心の証（腹に動悸があって、えらくたかぶっているときは心の虚……脾経の心の穴）。
- 味覚は心の作用。
- 匂いを感じるのは心の作用（匂いを感じないときに顖会を使うこともある。子供には使わない。顖会は動悸をうっている）。
- 健忘は心虚（アルツハイマーのような病的なもの。忘れっぽい、覚えの悪いのとは違う）。
- 朝起きたとき上半身（瞼など）のむくみは心。午後のむくみは腎もあれば心もあるので注意すること。
- リウマチはかならず心と関係がある。朝、掌や指がこわばるのはリウマチの初期の可能性あり。
- 熱－火－心。
- 呼吸困難は心が関係しているが、肺の場合もある。

　　呼気時の困難──→肺

　　吸気時の困難──→腎

- 足の裏がむくんでいるために平地でつまずく。足が重い証拠。しかし心だけとは限らない。
- 胸騒ぎして眠れない（ノイローゼ、ヒステリー等病的なもの）。
- やたら泣く。
- 自汗……昼間も出る汗。のべつジクジク出る汗。背中から暑くて出る汗ではない。

- 膻中に反応が出ることがある。太谿・郄門を使う。
- 目の充血は心と脾の証。目の充血はのぼせ。涙が出ているとき充血はない。風池・百会あたりの三稜鍼が有効。
- 舌の苔は胃と脾。苔が灰色なのは陰虚で重病が多い。腹を温める。
- 心は目に見えないもの、不思議な力をもっているもの。

【腎】

- 身体の全体が重い。
- 脚全体が重い。案外足首から先は冷えていない場合がある。
- 就寝後頻繁にトイレに行くのは老人に多い。腎虚の人にその傾向がある。
- 色が黒ずむ。
- 腰は腎がつかさどる。
- 胸の痛みは肺・心と考えられるが、腎のことが多い。
- 腹が空くけれど食べられない傾向にある。
- 老人性の下痢は腎の場合が多い（腎＝脾ではない)。
- 脳は陽だが、中身は陰の腎。
- 小腹に力のないのは腎虚証が多い（産後の小腹のブヨブヨは肝の場合もある)。
- 耳は腎。一番治しづらい（難聴など)。
- 声そのものは腎。
- 耳たぶが枯れ、紫色をしていたら危ない。先天の気が枯れること。
- 影が薄いのは腎の枯れ。

- 不妊でもし腹が冷えていたら温める治療をする。
- 水に関することは腎。
- 午後のむくみは腎。
- 膀胱炎は冷え（炎は熱と思いがちだが、この場合は冷え。尿が赤い場合は腎炎）。
- 腎炎は肩、首筋が凝る風邪と間違えやすい。風邪の治療をして治らない場合は腎炎を疑う。
- 腎虚で冷え込んで頭が重いとき、百会の灸が気持ちよい。
- 腎虚で皮膚がカサカサの場合、散鍼、灸などをして表面に熱をもたせる。
- 息が吸えない。
- 後頭部が痛くて下痢をするのは腎と考えられる（大腸が悪いからではない）。
- 明け方の下痢は腎虚証の老人に多い。

【肝】

- 女性の冷え、足腰の冷え（足首から先は肝、膝から先は腎）。
- 顔ののぼせ。
- 肝虚の場合は足を温める治療をする。
- 引きつり、つっぱりは肝虚。
- 肝－血－陰－左－それぞれ関係が深い。
- 側頭部の片頭痛は肝と胆。
- 人は肝胆の力で立つ。
- 目は肝。
- 膝は肝。

- シミは肝。
- 脇は胆。
- 仙腸関節、股関節は胆。
- 不眠は肝（しかし肝だけではない）。
- 外陰部は肝、内陰部は腎。
- 肝虚では脈が弱い。
- 尿が少量で回数が多い。
- 女性の場合の肌荒れ。
- 風にあたるのがいや。
- 肝虚は酸を好む。
- 舌がヌメヌメ（内に虚があると舌がぬれる。陰虚と理解しておく）。
- 力がなくお喋りが止まらないのは肝虚の傾向（男は肺）。
- 顔色がすすけた感じは肝（どす黒いのは腎）。
- 眩暈。

  眩……肝－立ちくらみ。

  暈……腎－寝ていても眼が回る。

【附】上地先生口伝の筆記録

〈これから言うことはすべて、そういう傾向にあるという程度に理解すること〉

- 患者が訴えている所に病の本体（原因）があるとは限らない。
- 鍼は刺す技術がものをいう。思いどおり自由自在に刺せるようにする。
- 理屈（治療法則）にこだわりすぎない。
- 鍼の運用において方向、深さや鍼の太さまで検討する。
- 患者の訴えだけにこだわらず何が病の大元か判断する。
- 主人公は患者、術者は助手。患者と一体になって治療する。
- 謙虚さを失ったら絶対にいい鍼は打てない。
- 一回で治るわけではない。とにかくお腹を丈夫にすることを考えて治療。
- 尋問するように症状を聞くのではなく、お喋りする中から病態を把握する。
- 迷った時は病が陰陽、表裏、上下のどちらにあるかを考えてみる。

- 陽証はぱっと治りやすく、陰証は楽になる程度。
- 治療は引き際が大切。
- 鍼は基本的に瀉だから丁寧に打つ。
- 『昭和鍼灸の歳月』は教訓になる意味のことしか書いていない。単なる逸話集ではない。
- 陰陽の視点を忘れないように。
- 督脈は膀胱経の一種と考える。
- 陰病は陽に現れる。

- 汗は陽から。陰から出る汗はよくない。
- 原穴は補瀉両方に使う。
- くすぐったいは痛みの一種。

- 陰虚証──→血の病。
- 上焦＝肺心、中焦＝脾、下焦＝腎。
- 鍼での誤治は灸で返す。灸での誤治は鍼で返す。
- 五臓を養うために5本指がある。
- 慢性には灸、急性には鍼。
- 人間は二足で立ち、頭で考え、昼に活動する陽性の生きもの。
- 関節の病は深鍼を必要とすることが多い。
- 胆経と膀胱経は兄弟のような関係。
- どちらかと言えば、速い脈は熱、遅い脈は冷え。速いを浮いていると言いかえてもよい。熱は浮いている。冷えて速い脈はない。
- 水に関する病は湯液（利尿剤など）が向いている。しかし断定しないこと。水とは、むくみ、自汗、尿閉等々。浮腫、水腫はお灸ではどうにもならない。やるとすれば、失眠への灸10～100壮。

- 東洋医学の本流はもともと湯液。一部に鍼灸があった。
- 打ち方によれば大鍼は大補になる。技量による。
- 本来灸は補。強いて言えば少穴多壮は補、多穴は瀉。
- 病状を把握するのに便には注意をはらうこと。
- スジ張っている所には灸をしない。鍼にしてもあまり打たない。その隣りに陥凹しているところならよい。
- 虚している人には知熱灸は使わない。知熱灸は瀉（実）的。やや発汗する程度にやるのがコツ。

- 慢性下痢には関元に灸を50～100壮。
- 肩凝りで頭にのぼせは合谷、風邪で頭にのぼせは曲池で取る。何故合谷か、それは原穴で、肩凝りに直接効くから。原穴は補瀉両方に効く。
- 大椎辺りの治しにくい首の凝りは、丘墟や次髎近辺を診る。
- 足がつるのは虚。承筋・承山等。

- 陰虚証、陰虚の痛み、冷えの脈には灸頭鍼。置鍼することもある。
- 巨刺は急性の、実証の症状のときに使う。巨刺は手や足のように左右に分かれているところに使う。
- おおよそ灸は陰・血の病に良く、水の証には漢方薬が良い。
- 右＝陽性＝気＝消化器系、左＝陰性＝血＝婦人科。風邪も右にくる。
- むくみは用心が必要、病が深い。足の甲と裏が両方むくむ（座布団を踏んで歩くような感じがする）のは死が近い。
- 水の病気は恐い病気のうちに入る。水は主に腎の病。朝方むくむのは心臓性、夕方むくむのは腎性。
- 速くなったり、遅くなったり、止まったりする脈は危ない。
  ① 速くて一つ止まる脈…バセドウ病、破傷風、心臓病など。
  ② 遅くて一つ止まる脈…気血の虚損。おなか、主に腎に力をつけてやればよい。
  ③ 速くなったり、遅くなったりして一つ止まる脈…これも心臓病のうち。腎虚証からくる人が多い。
- 病に対して患者を戦わせるくらいにしてやらねば……。
- 首の凝りは、湿邪を疑ってみる。湿邪項を侵す。
- 陰が主体。陰主陽従。

- 夜間に症状が悪くなるのは陰証。夜の咳——陰性。病が深い。弱っている人、老人など。治りにくい。痛みもそう。
- 火照るのは冷えの極で陰の熱。
- 子宮筋腫に灸頭鍼はよくない。
- 八方塞がりのとき兪穴に置鍼がよい。血圧の高い人には脊際にやる。
- ビールは虚証の人に向かない。ソバは陰性、しかし陰を補う働きをする。米は陽性、麦は陰性。
- 絶対の陽有りとすれば太陽だけ。
- 重症患者には兪穴は使わない。ただし、上背部の兪穴のこと。腎兪等下の方の兪穴は使ってよい。募穴を使ってもよい。
- 兪穴はふつう陰証に使う。
- 手のひらジンジンは痺れの一種。
- 慢性の皮膚病、喘息、リウマチは鍼灸の苦手な分野。

- 鍼灸治療は歪みを整える治療。
- 鍼一本でどんな病気でも治す気魄が必要。
- 痛みを確認し、治療後再び確認し、患者に納得してもらう。

上地栄先生のおもかげ

★ある鍼灸史家の訃

上地栄先生が今年（1998年、平成10年）6月14日、胆機能不全のために長逝された。享年77。

小柄ながら精悍な面持ちで精力的な活動家であったこと、また鍼灸師になったのが昭和40年代だったこともあっていつも若く見られてか、なにかと相談事を持ち込まれたり、まとめ役を期待される事柄も多く、その親身な対応に労をいとうことのないお人柄であった。

それにしても特異な鍼灸家であった。鍼灸史家ではあったが、鍼灸史料の発掘蒐集家といった面の方が強かった。それ以上に治療家としての実践があった。資料の蒐集は、文筆のためではあったが、全国の野にある治療家に学ぶ修業でもあった。かつて松元四郎平や柳谷素霊が和漢の古典や家伝書までをも渉猟して書き留めた伝統的治療術を、脚で集めて自身ばかりか若い人たちの日々の治療に役立たせようとしていたのである。

『昭和鍼灸の歳月』で昭和戦前の日本に〔経絡治療〕という治療体系が成立した過程を解明し、鍼灸史家としての力量が評価されたが、もともとは柳谷素霊とその周辺資料を、より広くより深く蒐集していったら、それが経絡治療の成立史になっていたということでもある。それだけ徹底して資料を集めたのである。

そのあたり、鍼灸家の古典との取組みが関心事で、『柳谷素霊のあゆみ』や『柳谷素霊選集』などの編集や、駒井一雄『経絡経穴学』あるいは戦前経絡治療成立の舞台を提供した『東邦医学』誌の復刻などに注いだエネルギーも相当なものであった。

ここ十年来は、明治末から大正・昭和戦前の伝統医学のあり様を、日本各地に探り当てるという前人未踏の作業に取組んでいたように見えた。集めた

［カード］を綴り合わせれば、間違いなく明治末以降の『近代日本鍼灸史』になるはずのものと見えた。今となっては幻の遺著というべきか。

☆

鍼灸が好きな人だったと思う。しかしそれ以上に鍼灸人を敬愛してやまない人だった。九十とか百歳で亡くなった人にも、あと一年、あと半年でも頑張ってほしかったと痛切に悼んだ。とりわけ若くて亡くなった鍼灸人を哀悼した。今年の３月10日には、東京大空襲で爆死した鍼灸家大井富嶽を「養女に出した愛娘の写真をポケットに入れていたんだよ」と気の毒がり、みんなで供養したいものだと言ったりしていた。

今年の春からは松元四郎平著『鍼灸孔穴類聚』の復刻出版を企画していた。大正年間に身体的逆境にあって15年もかけた労作。脱稿直後に著者が急逝。家族が鹿児島で自費出版。――中身も優れているが、四郎平さんの古典との取組、それを支えた人々。この本を復刻して少数でよい、心ある人々が持って伝えてほしいという気持からだった。

ところが先生はその途中で病床に伏すことになってしまった。見ていて他人の復刻版よりも自分の著作を思案してほしいと思わぬではなかったが、ご本人は四郎平一途であった。こうなればまず［四郎平本］を一刻も早くと急いだが、残念ながらその死に間に合わなかった。

最後まで奉仕に徹した生涯であった。一口でいえば［鍼灸人・患者に対する奉仕］あるいは［隣人・人間に対する奉仕］であった。そして自身のことは、認メテクレル人ガアレバ、ソノウチヤッテクレルダロウ、そんな思いであっただろうか。　（1998年７月稿）

★先生の生涯の断片

1920年７月、沖縄県読谷村に生まれた。16歳で郷里を出て東京の錦城中学から中央大学予科法学部に入学、沖縄学生県人会の会長などをつとめた。1943年に学徒出陣。

戦後のある時期、米軍占領下の沖縄で祖国復帰運動に参加したというが、詳細は語っていない。

1965年、腰痛が鍼治療で完治したことから鍼灸師を志して東洋鍼灸専門学校に入学。

卒業後は病む人の治療に傾注、かたわら伝統鍼灸治療の実践者・先人の足跡をたどって記録収集を試み、鍼灸史上記念とすべき基本出版物の普及復刻にも努めた。

公人としては、①東方会・鍼灸臨床研究会（小野文恵先生主宰）の副会長（70～78）、②1973年の日本経絡学会（現在の日本伝統鍼灸学会）の設立に理事として参加、後に理事長（86～94）、③東洋鍼灸専門学校の講師（81～83、91～98、医学史・経穴学担当）など。

1998年６月没。77歳。

★主な著作活動

☆著作刊行物「昭和鍼灸の歳月―経絡治療への道」（績文堂、1985）
　　　　　　「百姓万平を追って」（鍼灸素霊会、2000）
☆編集刊行物「柳谷素霊選集」（上下別３巻、績文堂、1979）
　　　　　　「柳谷素霊のあゆみ」（医道の日本社、1989）
☆関与復刻本　駒井一雄著「経絡経穴学」（績文堂、1976）
　　　　　　鍼灸雑誌「東邦医学」（出版科学総合研究所、1984）
　　　　　　松元四郎平著「鍼灸孔穴類聚」（績文堂、1998）
☆単行本に寄稿「岡部素道の鍼灸界入り」（「岡部素道追悼文集」1985）
　　　　　　「福島弘道先生への弔辞・他」（「抜山蓋世」1996）
☆雑誌掲載（連載）「竹山先生と東邦医学」（鍼灸医学誌、1972・01～80・11）　　――大部分を「昭和鍼灸の歳月」に所収
　　　　　　「万平を追って」（医道の日本誌、1988・02～89・12）
　　　　　　――後に単行本

「鍼灸老舗の人々—藤井秀二／長門谷貫之助／辰井文雄／山本新梧／他」（医道の日本誌、1990・04～96・10）

☆雑誌掲載　「医考・村の名医と鶏鳴」（鍼灸医学誌、５号、1971・０７）

「第３回学術大会実技第２室の技術を見て」（日本経絡学会誌、８号、1976・12）

「経絡治療の誕生」（経絡治療誌、100号、1990・01）

「腹診・腹治の提唱」（経絡治療誌、117号、1994・04）

「岡部素道逸伝」（別冊医道の日本誌、1997・06）

「福島弘道先生を悼む」（医道の日本誌、1994・06）

書評「漢方医術復興の理論」（医道の日本誌、1995・07）

書評「日本鍼灸医学」（医道の日本誌、1998・04）

☆その他　①東方会時代には、月例会や研修会で古典講読、要穴研究、臨床実技をつづけたほか、鍼の臨床、鍼の道、陰陽虚実について、など講演をしている。1975年には毎月、腹部、下肢、頭部、面、頚、上肢、腰、坐骨神経痛、膝関節疾患、生理痛、痔疾患の臨床実技を１年間連続したこともあった。

②「柳谷素霊選集」（上下別３巻）、「柳谷素霊のあゆみ」、「鍼灸孔穴類聚」などに解説・解題を付しているが、特に選集別巻の「評伝柳谷素霊」には素霊先生の略年譜・著作一覧を作成し、「素霊先生外伝」として〔医者問答（岡田典鷹）／産婆になった花魁／「沖縄犯科長」の著者（崎浜秀明）／まぼろしの鍼灸史家（小川春興）／名寄岩、涙の敢闘賞／拓大と正明高校理療科〕の６編を添えている。

また「鍼灸孔穴類聚」に付された１万字に達する解題は、伝統鍼灸に愛着を寄せる先生の「白鳥の歌」となった。

績文堂出版代表　**森山 光人**

（2004年１月没。71歳）

上地先生が残されたもの

本書について

臨床の要諦について上地先生はよく「○○病には○○という治療法で○○穴を使う、などと言ったマニュアルを作るように学んでもなんの意味もない。とにかく東洋的、東洋医学的な物の見方、考え方を身につけて、その観点から応用自在に病にあたってゆくこと」と言っておられました。

我々のような初学者がそのような融通無碍な道にどのように参じていけばいいのでしょうか。その糸口をつかむため我々自身の備忘録として活用しようと編集したものが本書です。

しかし本書には先生が強調されていたこれらの点については断片的にしか記述されていません。ですから本書は先生の臨床の一部を伝える、いうならば「経穴編」としてご理解いただければと思います。

『昭和鍼灸の歳月』にもありますが、医術を文字で伝えるというのは本質的な問題点を含んでいるので非常に困難なことであると思われます。本書のようにまだまだ中途半端な状態で公にすることには疑問も残り議論もしましたが、それでも何がしか皆様のお役に立ち、また本文の真意を理解する上で諸先輩より教えを乞えるのではないかという甘えもあり、出版にふみきった次第です。

そうした本書ではありますが、先生が臨床に即して語られた事柄をそのままにまとめたものですから実用的な記述も多く、存分にご活用いただければと思います。

またとくに初学者の方には追試をし、行間を読みとり自らの経験として蓄積することに心がけていただければと思います。追試をされるにあたり、先生は「鍼をどの方向へどの深さでどれくらいの太さの物をどのように打つかが大切な所だ」と穴の選択で終わらぬ鍼師としての本懐を述べられておられたこともお伝えしたく思います。そして一部には注意が必要な刺法もあり、運用においてはくれぐれも気をつけていただきますようお願いいたします。

先生との出会い

私は鍼灸学校に在学中、東洋医学の治療は長時間かけて治って行くもので、また脈診がわからないと最良の治療ができないと思い込んでいました。そんな時先生の治療を拝見し、目の前ですいすい治っていく患者さんを見て目からうろこの落ちる思いでした。

先生の治療は独特のユーモアを交えた会話の中で問診し、腹診し、脈を診、一人十分足らずのうちに数本の鍼を打ち、場合によっては日常の養生法（食事、運動、体操法、漢方薬等）などについて助言し終了されるのでした。

そして先生は「私の言う通りやれば同じように治療ができるから」と言われ、「とにかく細い鍼も太い鍼も、右でも左でも、撚鍼で自由自在に打てるように稽古しなさい」と前置きされた上で、独特の腹診法やそれにもとづいた選穴、刺法、主な病気の治し方など懇切丁寧に指導してくださいました。刺法は一人一人手をとっての指導でした。又独特の治療法など通常なら秘伝として習えないようなことも惜しげもなく教えてくださいました。

「卒業して三年ぐらい修行して開業する？　何を悠長なことを言っているんだ。卒業してすぐ開業してもやっていけるに十分なことは教えるから、そのつもりでやりなさい」——全く驚きの連続です。

そこで先生の言われるままに治療に臨んでみると、先生のされていた通りに治るではありませんか。これならこの道でやっていけるかもしれないと希望を持ち、あきらめかけていた治療家への道を選択したことを昨日の事のように思い出します。

そして卒業の春、鍼灸の道を選んだことや今後の不安についてお便りしたところ、先生より「いよいよ鍼を選択されたとのこと、この年が君の人生の大きな十字路を曲がる年になることを両手を挙げて賛成したい。その後の生活の可、不可能など意にすることはない。自分と技を磨くことだけがすべてを解決してくれる。道は開けた。おめでとう」というお言葉をいただいたのです。

通常先生の勉強会は放課後に開かれ、夏休みには群馬県で合宿をし、そこで多くの生徒の前で公開治療をされ、実際の臨床を見学させていただきました。

先生はこうした勉強会では謝礼は受け取られませんでした。それではと物品に変えてもしぶしぶ受け取られたほどでした。そして一言「便りでもよこしなさい」と言われるのでした。お忙しい中これほどにしていただいているのだからなんとかお礼がしたいという気持ちでいたのですが、こうした先生の態度が私にはよくわかりませんでした。

後年になり後輩のみなさんと勉強することがありますが、その際お礼をもってこられることがあります。しかしそうしたものはどうもしっくりといたしません。ふとそんな時、共に学んだ感想が書かれた便りが届いた時には何よりも報われた気がしました。この時に初めて、当時の先生のお気持ちに触れられた気がしたのです。

上地先生が残されたもの

先生は人や鍼を問題にされる時、まず何より人格・人柄・態度など、人物の出来具合といいましょうか、そのような事を絶えず語られていたように思います。たとえ世間で大家と呼ばれる治療家であっても、不誠実な所があれば容赦なく批判されていました。

とはいっても先生の著作を読めば明らかとは思いますが、完全無欠の人格者を理想とされたのではありません。情味あふれる人々を愛されていました。先生が鍼灸の歴史に詳しいこともあり、数多くの人々についてのお話をうかがいましたが、技術や業績より何よりその人物の生き方をよく語られていました。

鍼灸を習い始めの頃は病気を治すこと、治療法など技術的なことに目が向きます。そんな人の生き方より具体的な技術が知りたい、そんな気持ちがないわけでもありませんでした。しかし先生は人間さえしっかりしていれば、技術は後からついてくると言わんばかりの感じでした。

「一銭にもならんことを一所懸命にやっている者は見どころのある人物だ」と先生は言われ、そのような人物には心をかけられ、応援されていました。とかく世間にある“まとめ役”というのは大変なばかりで報われることが少ない気がしますが、先生はそんな人物を見逃すことはなかったと思います。

病気は個人のみの原因によりできあがるものではなく、社会の歪みによっても生ずる面があるかと思います。もしその社会的現状を改善しようとすれば仁愛、広い視野、政治的視点などを持ち、労を惜しまず事にあたらなくてはならないでしょう。これは大変なことです。

古の言葉に「上医は国を医し、中医は人を医し、下医は病を医す」と聞いたことがありますが、まさにこの上医としての任にあたっておられる方々を応援し、そして将来そういう人物がでてくるようにと望まれていたと思います。

先生の講義を通じてとても興味をひかれた先達に森道伯先生がありま

した。鍼・灸・漢方薬三術をこなされ、仁医として逸話の絶えない先生ですが、臨床家になられる以前自ら食うや食わずの生活をされていたにもかかわらず、貧民救済・衆生教化に力を尽されたそうです。

先生の言葉のはしばしにはこうした先達に学び、仁医・上医たらんとする気概をもって学んでいってほしいという期待をとても感じました。そして上地先生御自身においても鍼灸師になられる以前の半生……占領下にあった故郷沖縄の祖国復帰運動に一身の情熱をささげた日々……を思いあわせると、なおさらに、真の治療者の道を実践・追求されてきたと思うのです。

ある日先生が脱力されたご様子で、「たいがいの治療家は十年もすると“いっぱし”となって鼻高々、謙虚さを失うものだ。これは世間から日々、先生と呼ばれる職業の泣き所でもある。昔よく教えた者でも挨拶すらろくにしなくなる者も多い。全くむなしいものだよ」と言われていました。そして「君らはそんな風になるな。いつまでもこれでもか、これでもかと、深く深く沈潜してゆくような治療家になるんだよ」と付け加えられました。

その著『昭和鍼灸の歳月』についても「あれは単に鍼灸の歴史や逸話を集めたものではない。鍼灸人として臨床家として切実な話題を集めたものだ。そのつもりで読んでほしい」と言われていましたし、「伝統を継ぐというのは心を継ぐことだ」とも言われていましたから、先生の著作にはその“心”が込められているに違いありません。

「東洋医学は先人の知恵の結晶であり、それを引き継ぎ時代にあわせながら伝えてゆく、この伝統を絶やしてはならない。その知恵をあたかも自分が発見したように言ったり、○○流と名づけて個人の所有物のごとくふるまっても何の意味もない。どこまで謙虚に先人の心を継ぎそして学んでいけるか。そういう人間こそがすべての原点である」。

私にはそう先生が言われているように聞こえるのです。

「いつから君はそんなに偉くなったんだ」そう先生に叱られることもなく生きていけたら、なんとか及第点をもらえるかもしれない。またそうなりたいと希望しています。

最後に

本書は上地先生が言われたことをそのままに羅列したという単純な本ですが、そういった単純作業であっても整理をするのに五年かかりました。そうした作業には会員全員であたりましたが、とくに山添　進、山田哲司両会員の献身的努力によりなんとか形にすることができました。

またこの度の出版にあたり、首藤傳明先生より心暖かい励ましの序文を頂戴しました。この場を借りてお礼申し上げます。

そして本書は冒頭に述べました通りまだまだ不完全です。その欠点を補い充実させるためにも、本書を読まれた際には是非ともご意見、ご感想、ご質問等いただければ幸いに存じます。

鍼灸素霊会代表　**塚崎　進**

〒270-0001
松戸市幸田　３－５４
TEL　047-346-3609
Ｅメール　soreik@f5.dion.ne.jp

経穴の索引 (奇穴を含む)

上地先生の実戦鍼灸学
経穴の使い方 鍼の刺し方

2003年6月14日　初版第1刷発行
2005年6月10日　初版第3刷発行

編著者　鍼灸素霊会
代 表　塚崎　進
〒270-0001　松戸市幸田3-54
TEL 047-346-3609
E-mail, soreik@f5.dion.ne.jp

発行所　績文堂出版株式会社
発行人　原嶋　正司
〒162-0801　東京都新宿区山吹町364
TEL 03-3260-2431　FAX 03-3268-7202
印刷製本　信毎書籍印刷株式会社

ISBN4-88116-064-8　C0047 ¥1800E